はじめに

「一時たりとも人に支配されない人生を送る」

私はこれまで、できるかぎり「自分の考え」を内省して、人から言われたことにそのまま従うのではなく、「自分はどう考えるのか」を大事にしてきました。「こうしたほうがいいよ」という意見には素直に耳を傾け、どうしてそうなのかをよく考えたうえで、最終的には自分の思うように決断するというところに落ち着きます。これも、母からよく「あまのじゃく」と言われていたゆえんでしょう。

その後、そのときそのときでリーダーの役割を務めてきましたが、私のリーダーの原点はここにあるように思います。そして、これが私の看護職としての、いえ人生の原点です。

私は幼少の頃、学級委員などのリーダーに推薦されるような子では決してありませんでした。

しかし、関東逓信病院（現・NTT東日本関東病院）で看護師長になった1989（平成元）年から現在までの二二年間に、看護部長や大学の教授・学科長などの管理職を務めてきました。

本書には、その間に、私が管理者としての発想のセンスと行動の仕方を、どのように身につけてきたのかについて述べました。

超少子高齢社会、医療費の増大、医療職の不足、チーム医療の推進、看護師の役割の見直しなど、看護師を取り巻く情勢はめまぐるしく変化しています。そうしたなかでも、くじけずに看護職という仕事に希望を見出し、スタッフに希望を伝えて成長させていくことが、今、看護管理者に求められていると思います。

本書は、どの章から読んでもよいように構成しました。多忙をきわめる日々の業務の合い間にでも、ちょっと肩の力を抜いて気軽に向き合ってみてください。気ままにページをめくって、目に留まったページから読んでいただき、日々の看護業務に役立つエッセンスを拾っていただければ、こんなにうれしいことはありません。

坂本すが

わたしが
もういちど
看護師長をするなら

もくじ

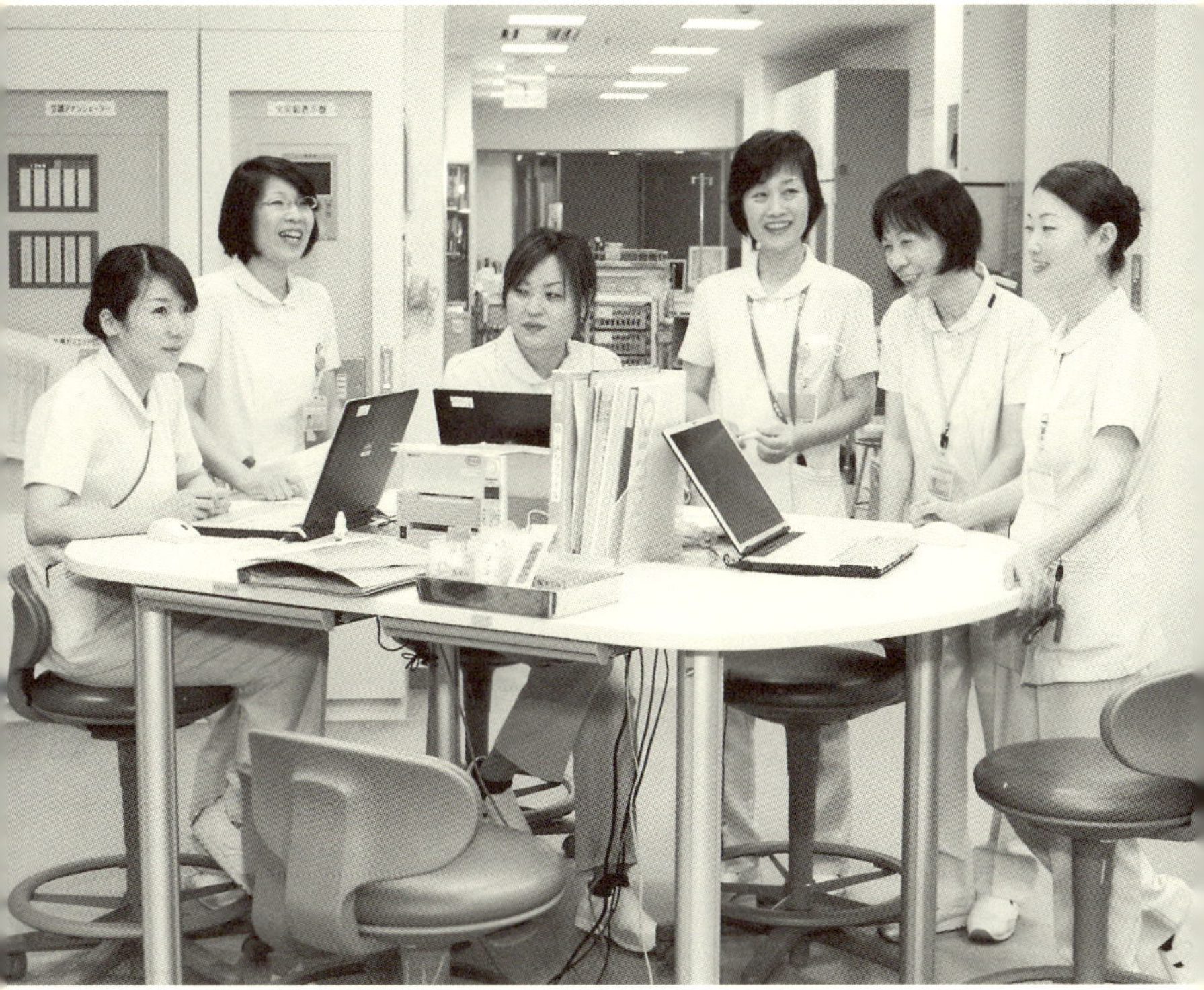

はじめに

第1章　組織マネジメント　9

看護管理者の役割は
「仕事を楽(ラク)にする」こと　10
「仕事が楽しい!」は、
看護師としての「やりがい」が出はじめた証　17
問題解決の方法は
リスクが最小限のものを選ぶ　22
問題解決までのプロセスを重視する
――奥の手は最後まで取っておく　25
根回しとは
小さな確認作業を繰り返すこと　31
本質を残して、
あとは捨てる　34

周囲を俯瞰し患者のリスクを察知できる看護師だからこその特定看護師（仮称） 40
チームワーク強化には、協働するメリットを見せる 44
特定のスタッフに仕事を集中させず、チーム全体で成果を出す 48
人の評価は、必ずプラス思考で 51
「一〇％だけ成長する」を合言葉に 55
いたずらに同僚を批判する人には新たな仕事を 58
スタッフに緊張感をもたせるには少しドキドキさせる 61
表面上の事象で判断せず、深読みする 64
共通言語をつくる 66
批判的な意見には真摯に耳を傾け、その意味を考える 70

第2章　人材マネジメント　73

「合わせ鏡」でいる　74
時には立ち止まって内省する　76
自己制御力をもつには
ユーモアとジョークで　78
壁にぶつかったスタッフには、
「場所を変える」よう勧める　80
よく働き、よく遊べと
新人をけしかける　86
スタッフのキャリア形成は多様でよし　91
常に最終目標を見失わない　95
スタッフに裁量権をもたせるようにする　96

真摯でいる　98

第3章　タイムマネジメントとリスクマネジメント　101

なぜタイムマネジメントか
——目的と締切日を共有する　102
タイムマネジメントは長期&短期目標を組む　104
最初に締切日を徹底させる　105
リスク管理は先手必勝
——後手は禁止　107

第4章　政治のなかにある看護　生活のなかにある看護　109
政治の動きに目を向け、
社会の将来像から看護のあり方を探る　110
地域医療のリーダーとして
——訪問看護の標準化と普及を　114
小規模多機能型居宅介護で
「看護のいえ」をつくりたい　118
リーダーとは
「新しい価値を見出せる人」　123

おわりに

装丁・本文レイアウト／三木俊一（文京図案室）
写真協力（もくじ）／名古屋セントラル病院看護部の皆さん
編集協力／深山沙衣子・歌川敦子

第1章

組織マネジメント

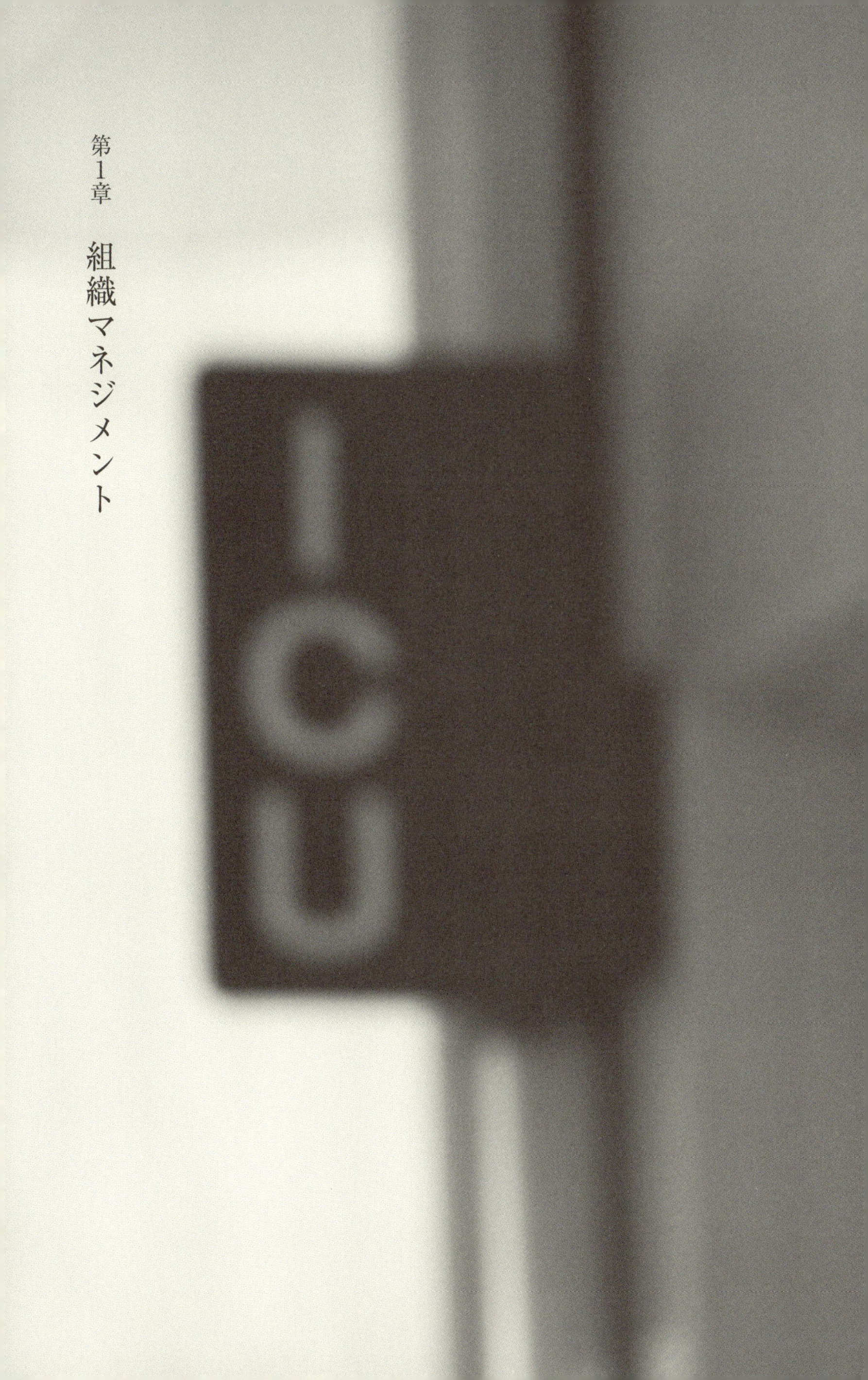

看護管理者の役割は「仕事を楽（ラク）にする」こと

本書を手に取ったみなさんのなかには、何年も医療機関の看護部や病棟のスタッフを支えてきた「ベテラン」とよばれる看護管理者もいるでしょう。一方で、看護師長になりたての管理職ビギナーもいることと思います。

看護師長に就任したばかりの人は、

「これから自分のいる病棟をどのような組織にしようか」

とさまざまな希望を抱き、期待で胸をふくらませているかもしれません。その反面、管理者は今までと違い、相談できる同僚が少なくなります。労働に見合った見返りがどの程度あるのかもわからないなかで、

「ほんとうに自分は看護管理者としてやっていけるのだろうか」

と、不安を抱いている人もいることでしょう。

看護管理者は、看護師スタッフを束ねるマネジャーです。マネジャーとは一般的にどのような仕事をする役職なのでしょうか。『マネジメント』（上田惇生訳、ダイヤモンド社刊）など数多くの著書があり、今なお注目されているマネジメント論を残したピーター・F・ドラッカーは、あらゆるマネジャーに共通する仕事を以下の5つとしています。

一　目標を設定する
二　組織する
三　動機づけとコミュニケーションをはかる
四　評価測定する
五　人材を開発する

これらは看護管理者にも当てはまります。では具体的に、「看護管理者」とはどのような役割を担うかというと、次のような業務が挙げられます。

自分の業務をこなしながら、広い視野で現場を見て、あれこれとスタッフに指示を出し、時にはスタッフの看護業務を手伝うこと、スタッフ個々の成長度を評価し、キャリアアップの手立てを一緒に考え、後押しすること、病棟だけではなく病院内のさまざまなプロジェクトに参加すること、スタッフに代わり、看護部のなか、または看護部以外の部署と交渉すること、大量の書類整理に追われること、などなど……。ここまで書くと、看護管理者とはじつにやっかいで責任の重いポジションに思えてきます。

しかし、実際のところ、そうとも限りません。よほど大事件でも起こらないかぎり、看護管理者がいなくても、現場は滞りなく回ります。なぜなら、日常業務においては、スタッフが目の前の仕事をどんどん片づけていってくれるからです。

私は、看護管理者に最も求められているのは、目の前の業務をスタッフと共にこなすことではないと思っています。どうしても人手が足りないときは、スタッフと一緒になって仕事をしてもよいのですが、緊急性が低いときは、別のことにエネルギーを注ぐべきです。別のこととは、現場を俯瞰する視点をもって問題を見つけて、優先順位をつけてひとつずつ解決していくことです。看護管理者は看護業務より、マネジメントを率先して担うべきだと、私は思っています。

たとえば、何かしらの製品を売る民間企業では、週ごと、月ごと、年間などの期限内で、営業部ごとにどれくらい多くの商品を売り、どれくらい売り上げを上げるべきかという目標数値が設定されます。営業部のスタッフは部内の目標数値を個人ノルマとして割り振られて、各人がノルマ達成を求められます。全員がノルマを達成すれば、その部の目標数値が達成される仕組みです。しかし、営業部のマネジャーである営業部長には、営業ノルマを課されることはあまりないのです。自らの営業活動は極力減らし、部下の営業スタッフがうまく仕事ができるよう部内の管理業務を行なっています。

管理業務とは、たとえばスタッフの営業指導や、ノルマ達成のために部内の空気を明るく盛り上げるのはもちろんのこと、スタッフが顧客先でクレームを受けた場合に顧客先を訪れてトラブルを解決することもあります。商品を売ったものの代金が回収できないときには顧客に支払いを促すこともします。さらに、営業部内の売り上げを向上させるための改善策を立て実行します。つまり民間企業の営業部長は、スタッフのサポートをしつつ、問題解決やトラブル処理を担っているのです。

私たちが活躍する場所は病院などの医療機関ですが、看護の管理職として民間企業の営業部長と同じようなスタンスが求められているのです。

では、「直接看護活動をせずにスタッフがうまく仕事ができるよう管理業務を行ない、問題解決などに専念する」とは、実際に何をすればよいのでしょうか。

看護師の周囲には問題が山ほどあり、どこから着手したらよいのか迷うかもしれません。私が一七年間、看護管理者を務めた経験からいえば、優先して解決すべき問題のひとつは、スタッフの仕事を現状より「楽」にしていくことだと思います。

1989（平成元）年、私は関東逓信病院（現・NTT東日本関東病院）産科の看護師長に就任しました。

「私は病棟のマネジャーとして何ができるだろうか」

看護師長になりたての頃の私には、看護管理者とはどういう役職かというイメージが明確にはありませんでした。私が看護教育を受けた時代に、看護におけるマネジメントを学ぶ機会が全くなかったため、当然といえば当然かもしれません。

それでも私なりに、病棟を今よりよくするにはどうしたらよいのか、病棟を回って問題を見つけようとしました。

そして、サービス残業となっていた超過勤務時間帯の給与を付与するようにしたり、全員参加が必須だった看護研究を、希望者のみ参加とするなどの病棟改革に取り組みはじめました。スタッフが負担だと感じている部分を少しでも解消することを優先課題と判断して、スタッフの仕事をラクにすることに注力したのです。このような改革を行なった結果、スタッフは自分の仕事を認めてもらっていると感じたのか、忙しく残業があってもいやな顔をせず、仕事をしてくれるようになりました。また看護研究は、意欲的な看護師のみが取り組むことになりましたが、全員参加だったときよりも長期的にみてよい研究ができ、研究成果を上げるようになったのです。

ところで、研究の全員参加を推進する看護管理者は、

「研究を通じてスタッフを勉強させたい」

と、口にします。しかし、社会人であれば、参加するだけでも意義があるという発想は甘いのではないでしょうか。勉強と研究の目的は別物です。勉強の目的は知識を習得して自らを磨くことですが、研究の目的は問題のありかを目に見える形にして提示し、現場の業務改善につなげたり学説を打ち立てていくことです。研究を通じて勉強してもらうという発想で行なう研究からは、成果が生まれるとは思われません。それではスタッフの時間がもったいない。希望しないスタッフが研究に参加することには意味を見出せないですし、病棟管理の面からみると、研究の生産性が上がらずに非効率的です。一方、研究希望者だけで行なえば、同じ時間内でより高いレベルの成果が得られ、はるかに効率的で生産性が高いのです。

超過勤務に給与を出すことも、希望者のみの研究参加も、短期的にみれば、看護管理者や病院に損失を与える方策です。しかし、スタッフにムダな労力を使わせない取り組みこそが、最終的には業務の効率化を促します。

もう、おわかりでしょう。看護管理者にとって「仕事を楽にする」とは、スタッフが余分なエネルギーを消費することなく仕事ができる環境を整えることです。これが仕事に対するスタッフのモチベーション維持や向上につながり、好循環となって、のちに看護管理者である自分の仕事が楽になるのです。さらにスタッフが積極的に働いてくれることで、病棟や看護部の雰囲気がよくなりますから、優先的に解決するに越したことはありません。

仕事の負担を軽減することは、スタッフを怠けさせることではありません。多くの医療機関で看護師が不足しています。また、看護師になる人はまじめな性格の人間が多いので、超多忙な職場で業務を少し減らしたところで、怠けるようには決してなりません。それにスタッフの仕事を楽にすれば全体の業務効率が上がり、結果として看護管理者である自分の仕事が楽になります。

ここでの「楽」という言葉は、「余裕」と言い換えることができるかもしれません。「楽」という言葉をポジティブにとらえてみてはいかがでしょうか。

「仕事が楽しい！」は、看護師としての「やりがい」が出はじめた証

「仕事を楽にする」にはもうひとつの意味があります。それは、看護という仕事を奥が深く、意義があり、楽しいものだとスタッフにアピールしていくことです。ここでの「楽」は、「喜びをもたらす」という意味です。私の仕事のポリシーは、次のようなことです。

「仕事は楽しくないと意味がない」

看護職は病気の人の生活を整え、回復に向けて支えていく職業です。さらに人生の始まりに立ち会い、その手助けをしたり、人生の終幕を支える役目ももっています。看護職としての経験年数が長くなると、人間の生死を目の当たりにし、「人の一生とは何なのか。なぜ人は生きるのか」という問いが浮かぶ場面にも遭遇します。人の死を見つめることは過酷ですが、看護職は自分なりに、「自分には何ができるのか」と考え、精いっぱいそれを実施しています。看護職は患者や患者を取り巻く多くの人たちとの関わりを通じて、人生の機微、そして心の琴線に触れながら成長

していくのです。

こんなにやりがいのある仕事はほかにないのではないかと私は思っています。しかし、やりがいを見出す前に、労働環境の厳しさなどを理由に離職する看護職は後を絶ちません。

では、看護職のやりがいを早くから感じてもらうことが離職防止につながるとしたら、どんな方法が考えられるでしょうか。たとえば、日々の業務を覚える段階の新人看護師が、この仕事を一生のものにしたいという大きなやりがいを抱くことは難しいと思います。スタッフが看護の本質的な楽しさを知るには、何段階かのステップが必要です。それには小さなやりがいを感じる場面をこまめに設定します。スタッフに小さなやりがいを積み重ねてもらうことで、看護師の楽しさを感じてもらう〝作戦〟です。

次の話は、私が看護師長として病棟の問題解決に取り組みながら、スタッフのやりがいを引き出していった一例です。

前項でも書きましたが、私は看護師長になりたての頃、病棟改革に着手したいと考えました。しかし、もともと看護師でなく助産師としてキャリアを築いてきた私が、助産師だけでなく、多くの看護師をも束ねる病棟師長として、何をしたらよいのか、具体的なアイディアがなかなか浮かびませんでした。

スタッフに直接、どのような病棟改革を望んでいるのかと尋ねてみることもありました。しかし、同じく建設的な案は出てきませんでした。

そこで自分たちで考えても問題を見つけられないのなら、病棟に入院している一〇〇人の妊産婦さんにアンケート調査をして、問題点を洗い出してみようと思い立ったのです。アンケートの結果、多数の声が寄せられました。そのうち最も多かった要望は、

「入院食を改善してほしい」

という声でした。産科病棟は当時、妊産婦一人に対して一日七〇〇円の入院食を提供していました。入院しているとはいえ、身体は健康な妊産婦ですから、病気の患者とほぼ同じ値段でまかなう食事では物足りなかったのでしょう。そこで産科病棟の入院食を、七〇〇円から思いきって三〇〇〇円に引き上げることにしました。値段を三〇〇〇円にした理由は、特別病棟の入院食が一日三〇〇〇円だったので、同じグレードの食事を出したいと思ったからです。

どうして食費の引き上げができたのか。これは妊産婦から病院に支払われる分娩費にからくりがあります。分娩費は病院側が自由に使い道を決めることのできる自費診療の部分が大きいので

す。私は、保険診療ではない分娩費のなかで食費の増加分をまかなえるのではないかと考えました。

しかし、師長も含め、現場スタッフがいかにすばらしいアイディアを出したとしても、分娩費の使い方については病院の事務次長の決裁が必要です。そこで私は何度も事務次長にかけあい、時間をかけて交渉し入院食費の引き上げにこぎつけました。

そして、食事をグレードアップした結果、妊産婦にはとても好評で、喜んでもらえました。そしてアンケートを取ったり食事の改善に取り組んだスタッフたちも、

「自分たちの取り組みで妊産婦さんに喜んでもらえた」

と、満足できたのです。これをきっかけにスタッフは変わっていきました。

「妊産婦のニーズに合った病棟にしていくにはどうしたらよいか」

スタッフは妊産婦本位の看護を実現しようと積極的に考え、行動するようになりました。小さなことかもしれませんが、病室の色を明るくするなど、仕事に対して自主的に提案をしてくれるようになったのです。食事を変えることは、スタッフの目標としてわかりやすく、達成したことが実感できました。

このように一〇〇人アンケートをきっかけに、スタッフの表情はやりがいにあふれ、病棟の空気は変わっていきました。看護の楽しさは、看護師としての自主性が芽生えてはじめて味わうことができます。自主性を育てるには、スタッフ一人ひとりに、小さくても業務の責任を与えることが効果的です。スタッフは業務に責任をもってはじめて、

「この仕事は私が行ない、結果を出さなくては……」

という気持ちが生まれ、積極的に行動するようになるのです。組織は、一部の管理職が仕事の責任を独占するより、多くのスタッフで小さく広く責任を分け合い、最終的な責任を管理職が負うシステムにしたほうが活性化します。看護師の小さなやりがいを引き出す舞台を設けることで、結果的に組織の活性化につなげることができるのです。そのときの業務は、なるべく結果が具体的に見えるものがよいでしょう。

ですから看護管理者には、スタッフの自主性が育ってくるまで、彼ら、彼女らが小さなやりがいを感じる場面を何度も、辛抱強く用意していってもらいたいのです。そして、看護師が真の醍醐味を感じるまで、時間をかけて少しずつ責任のある業務を任せていきましょう。じつに多くの知恵と、かなりの忍耐を必要としますが……。

問題解決の方法はリスクが最小限のものを選ぶ

何気ないことで患者からいきなり「気が利かない看護師!」とののしられ、延々とクレームを聞かされる。看護師同士で「あの人の看護はなっていない」と陰口を言い合う。医師から「準備が遅い!」とどなりつけられ、新人看護師が泣きじゃくる……。あなたも似たような場面に遭遇したことがあるのではないでしょうか。こうした人間関係のトラブルも、看護管理者にとっては解決すべき問題のひとつです。

前項では、管理者は、現場の問題を抽出して、優先順位をつけ、解決に着手することが求められると述べました。とはいえ、どのような方法で解決に導いていけばよいのか、悩んでいる看護管理者は少なくないでしょう。

私の経験からいうと、まずは一つの問題に対して、複数の解決方法を考え出すことが必要です。「誰がこの意思決定をしなければならないか」

「いかなる行動が必要か」
「誰が行動するのか」
「行動すべき人間が動くためには、その行動がいかなるものでなければならないか」
これらを自らに問うのです。自分が動くべきか、自分以外の看護スタッフや他職種のスタッフの力を借りるべきか。いくつかの人選パターンを想定し、頭のなかで登場人物が問題解決に動く様子をシミュレーションして、「どの人選パターン、どの行動がうまく解決に導けるだろうか」と考えていきます。

なぜ解決方法は一つではなく、いくつか用意する必要があるのでしょうか。それは一つの方法だけしか想定していない場合、万が一、うまくいかなかった際には、解決手段を失ってしまうからです。そうなると病棟や看護部の日常業務に支障が出る可能性があります。

私が看護管理者だったときは、考え出した複数の方法のなかから、最小のリスクで解決に導き出せる方法を採用するようにしていました。

たとえば、患者と看護師のいさかいについては、

一　もめた患者と看護師を同時に呼び出し、話を聞く

二　もめた患者と看護師を別々に呼び出し，話を聞く
三　患者と看護師がもめた現場を見ていた別のスタッフから話を聞き，対策を考える
……と，ここでは書ききれないほど多くの方法があります。これらの方法のなかで患者への看護が滞らず，また再びいさかいが起きるリスクが最も小さい方法はどれだろうか，というように判断していくのです。

また，こんなこともありました。

「うちの病棟がたいへんです」

などと，看護部長時代には看護師長がさまざまな問題をもち込んできました。その問題にどう対応するかを考えるときに，私がよく用いたのが〝正規分布で考える〟という分類の仕方です。つまり，もち込まれた問題がどれぐらいの規模で重要な問題かをはかるのに，イメージとして正規分布を使うのです。たとえば，その病棟に限定された問題なのか，その病棟だけでなくスタッフ全員に関わる問題なのか，あるいは一部のスタッフにまつわる問題なのか，などです。

このように，どの部分の人たちが抱えている問題なのかを，組織全体を俯瞰しながら考えてみると，自ずと具体的な対策案が見えてきます。大勢のスタッフが問題としていることであれば，

のちのち大きな問題に発展する可能性がありますし、少数の人の問題の場合は、個別の対応をしたほうが賢明な場合もあります。ここでの見きわめに、〝正規分布で考える〟が有効なのです。

しかし、これほど慎重によく考えて選んだ方法でも、解決の糸口を見出せないことは、いくらでもあります。その場合は、解決方法を選ぶところに戻って別の方法を試しましょう。看護管理は試行錯誤の繰り返しです。煩わしいと思われるかもしれませんが、失敗して、また試してと行動し続けるうちに、解決策が見えてくるのです。これはほんとうです。時間と手間を惜しまなければ、明けない夜はないのです。

今ある問題に、あなたはいくつの解決法を考えることができますか。試してみてください。

問題解決までのプロセスを重視する——奥の手は最後まで取っておく

さて、問題を解決するために行動する場合は、最初から自分の考えを表明しないほうがよいこともあります。性急で短絡的な考えは往々にして失敗することがあるからです。ましてや自分が動くのではなく、誰かほかのスタッフに行動してもらうときは、依頼の仕方についてもいくつか方法を考えます。ここまでお読みになって、

「坂本の看護管理はまどろっこしい。忙しいから、この本はもう読むのをやめよう」と思っている人がいるかもしれません。しかし、少し待ってください。私は看護管理者としての経験から、独自の「看護管理が成功する黄金律」を語っているだけです。まどろっこしい方法こそが、最短の解決法であることもあるのです。急がば回れ、です。

まず、問題解決の原点は事実を詳細に知ること、そこから始めます。事実がつかめたら、ほぼ七割が解決したともいえます。次に、それがなぜ起こっているのかの究明をします。そして、いよいよ解決に向かいます。

一つは、自分以外の人に問題解決を依頼する方法です。選んだ人に対して、何気ない会話を始めます。会話のなかで解決したい問題について話題に出してみて、さりげなく相手の反応を探りましょう。相手の呼吸に合わせて、不快感を与えないように依頼するタイミングをはかるのです。同僚や上司、部下など他人の力を引き出すには、ストレートに仕事を依頼するより、さまざまな方法でアプローチを試みて、相手の心がほぐれてからお願いしたほうが、スムーズに進むことが

多かった気がします。

なぜなら、問題解決の仕事などを依頼されて、手をたたいて歓迎する人はほとんどいないからです。超多忙な業務の合い間を縫って、通常の業務以外のことを頼まれるのです。いつも文句のひとつも言わず指示どおりに働いてくれているスタッフでも、こうした依頼は億劫《おっくう》だと感じるかもしれません。ですから相手の反応を見きわめてから依頼しても遅くはないのです。そうすれば、はじめからいきなり、

「それはワタシの業務ではありませんから！」

と、相手に機先を制されることは少なくなります。

もちろん、なかには、

「こういう問題があるから、あなたにこれこれをやってもらいたいのよ」

と何の前触れもなく、いきなり依頼されることを好む人もいるかもしれません。それは相手とあなたとの関係が親密かどうかによるところもありますから、ケースバイケースで判断していけばよいと思います。

ここまで、問題の解決にはいくつかの方法を考え、小出しに実践していくと成功率が上がると

述べてきました。成功率が上がるということは、解決の先送りといったリスクを最小限に抑えられるということです。

例を出しましょう。看護部がある特定の予算を獲得したいとします。私が看護部の代表として院長や事務長とのヒアリングで予算を話し合う会議に出席しました。しかし私は、事務長に向かって、こうは切り出しません。

「新たに○○の予算が必要です。ほしいのです」

あるいは、

「看護師を増やす必要があります」

そのかわりに、新しい予算が必要となった背景にある病院内の問題について、話題に出します。はじめは予算の〝よ〟の字も口にしません。そして、その問題に興味をもっている出席者がいたら、彼ら、彼女らに意見を求めるのです。予算獲得に有利に進むよう、会議の場の雰囲気を誘導していきます。

そうこう議論した末に、予算を出してはどうかという話に会議上でまとまってくるとしましょう。この段階でもまだ、自分から予算がほしいとは言いません。自分の代わりに、予算の配分を

決める事務長の口から、

「予算を出しましょう」

と、言ってもらうよう話を振っていきます。

この例のように、最終的に問題解決に向けて行動してもらう責任者に、「そうしましょう」と言わせることが、組織内で物事を動かす最大のポイントです。なぜ、ほかの人に自分の意見を代弁してもらうよう仕向けるのでしょうか。もちろん、責任者が実行することを確約したほうが、解決が早いということもあります。しかしもっと大きな理由は、いつも自己主張していると、肝心なときに話を聞いてもらえないことがあるからです。よくある話では、いつも「看護師が足りない」と主張ばかりしている看護部長が、具体的な解決策すらもっていないことも多いのです。

「あの看護部長はいつも騒いでいるけど、結局、なんとかなっている。今回も問題があると主張しているけれど、大したことはないだろう」

このように周囲から不本意な判断を下され、相手にされないときに、一年間で最も大事な問題を解決しようとしていたならば、目も当てられません。こうした負け戦を防ぐために、普段の自己主張は「表面的には」控えめにするよう心がけておきます。いざというときには提案を受け入れてもらいやすくしておき、本質的な解決に導けるようにしておくのです。

この「表面的には自分は言っていないけれど、組織内で自分の意見が通るようにする」ワザが習得できれば、交渉時におけるあなたの勝率はかなり上がるでしょう。本質的には、勝ち負けの問題ではありませんが、自分が直接手を出さずに問題解決ができるのは、かなりの交渉の熟練者といえるでしょう。

ここまで述べてきたのは、自分の要望を叶えるために、きわめてスムーズにことが運んだケースです。しかし現実には、いくらがんばっても相手を動かせず、また動かしたとしても自分の主張を伝えきれない場面があります。その際は、自ら意見を述べていくことに異論はありません。

私のいう問題解決の方法論は、「ＵＮＯ」などのカードゲームにたとえると、手持ちのカードのうち弱いものから出していき、奥の手は最後まで出さない戦略に似ています。

最初から奥の手を出して、それが問題解決に向けて効果がゼロだとすると、解決に取り組むきっかけすら得られない可能性もあるのです。奥の手は最後まで取っておくとよいでしょう。

もっとも、この方法を使うには、一人でも多くの人の性格や行動パターン、つまり、ある状況下において、どんな性格の人が、どのような反応を示すかを知っていることが求められます。それには日頃から同職種の看護師だけでなく、他職種や医療関係者以外の人と交流して、情報を得ておくことが有効です。

自分が管理者になったときに、どれだけ多くのカードを持つことができるかは、日頃の人付き合いが反映します。

根回しとは小さな確認作業を繰り返すこと

組織で問題を解決するには、さまざまな思惑を抱える人々の合意を形成する必要があります。前項では、問題解決プロセスにおいて、自分がもっている説得材料を出すタイミングをはかり、出す方法についても考慮すべきだと述べました。ここでは、会議など組織内の公の場所以外で、時に効果を発揮する「根回し」についてお話ししたいと思います。

「公式の会議以外の場で根回しするなんて民主的なやり方ではない。だから、そんな行動はとりたくない」

こうした意見があることは重々承知しています。ですが、問題解決に期限があり、それまでに話し合いをもつ時間の余裕がないときなどは、認識が異なる人間同士の合意形成プロセスとして、根回しが有効に働くことは否定できません。私の個人的な考えですが、特に他職種の人と一緒に行動する際には、会議の前に根回しをして、ある程度の共通の下地をつくっておくことも許容されるのではないか、と思っています。

では、ここでいう根回しとはどういうものでしょうか。それは自分と相手とで、ある課題や議題に対し、確認作業を繰り返すことです。

「最終的な合意に至るまで確認すべき事項が一〇〇あるとするならば、私たちは五〇までは確認し合い、同意していますね。これからあと五〇について話し合っていきましょう」

といった具合です。ここでは強制的な合意は失敗することがあるので、合意のニュアンスには気をつけなければなりません。事務的な合意だけでは突然、否定されることもあります。問題解決の答えは白と黒二つのうちの一つではありません。グレーの部分で合意しなければならないことも多いのです。

根回しは、相手を説得したり懐柔したりすることが第一の目的ではありません。もちろん相手を説得できれば言うことはありませんし、大事なことでもあります。しかしそれよりも、確認作業を通して互いが折り合いをつけていき、その過程で信頼関係を築いていくほうが、はるかに意義があります。なぜなら、今まで意見が対立していた相手と信頼関係が確立されていけば、互いに譲り合って妥協点を探す作業もスムーズになるからです。さらに、これからも共同で業務を進めることがあれば、今、解決しようとしている問題にかぎらず、今後においても、ここで築いた信頼関係が活かされるかもしれません。

ポイントとなるのは、根回しの最中も、最終的な目標である合意点を相手と確認することです。最終目標を忘れてしまうと、相手の意向に流されたり、問題解決にならない結論が導き出されることになりかねません。それでは元も子もありません。

もっとも、根回しが功を奏するときと、逆効果となって合意しそうになっていたものが破綻するときとがあるので、その見きわめも忘れないようにしましょう。つまり、最初から根回し行為自体を好まない人が、この世のなかには確かにいるのです。ただいえることは、会議に臨む前に相手の手のうちを知っておくことは交渉で有利に働くということです。

本質を残して、あとは捨てる

看護師同士のミーティングやスタッフからの要望を聞く際、いろいろな意見が一気に耳に入ってきて混乱することがあります。また、忙しさから手いっぱいになり、目の前に現れたことを何とかこなすだけの状態になることもあるでしょう。看護管理者は、管理上の課題だけでなく、自分の業務についても整理・分類して、優先順位をつけて取り組むことが求められます。

その際には、

「順番にすべての仕事をこなす」と考えるより、

「この意見は緊急性がないし、総合的に見て今後も必要になるとは思えないから捨てる」

と、判断することも必要になってくるのです。なぜなら一日は二四時間で、あなたのからだはひとつしかないからです。つまり、時間とあなたのキャパシティには限界があります。現在の医療現場で生じる問題を、すべてあなたが関わって解決することはできません。大事ではないことは捨てましょう。捨てると決めたら、ためらわずに捨てましょう。

ところが、何を捨てるべきかと判断すること自体が、非常に難しいのです。スタッフの状況やタイミングによって、捨てるべきものは変わります。たとえば、半年前には捨てなくてよかったものが、今は捨てなければならない場合もあるでしょう。

「たらいの水は捨てても赤子を捨てるな」

とは、日本看護協会の前会長、久常節子氏がよく口にしていた言葉です。当然ながら、本質的に大事なことを捨ててはいけないのです。

捨てるかどうかの選別は、大きなリスクになるかそうでないかの状況を見きわめて的確に判断しなければなりません。解決が必要な問題とそうでない問題を見きわめるには、日頃から病棟だけでなく、看護部、病院全体を俯瞰する目を養っておくことが大事になってきます。狭い視野で判断すると、さらに大きな問題に発展した、ということになりかねません。

現状を俯瞰する方法として効果的なのは、今、行なっている仕事を紙に書いてリストアップすることです。仕事を可視化すると、気づかずに行なっていたムダが浮かび上がって見えてきます。ムダなものが明らかになったら、捨てるものを分類します。しかし捨てるものが、自分以外のスタッフに影響を及ぼす問題であり、それに対処しないときにはスタッフに伝えるべきことがあります。

「Aは重要な話だから押さえておかないとだめだよ。Bについては、こういう理由があるから対処しなくても大丈夫」

捨てることをスタッフに伝え、病棟や看護部の方針をまとめていくことも、看護管理者の大事な役目なのです。

一方で、自分の判断に迷いが生じることもあるでしょう。

「ほんとうにこの事項を後回しにして大丈夫？　日常業務に支障は出ないのかしら」

自分の判断に迷ったときは、あれこれ考えず他人の目に頼りましょう。特に物事を見抜く力に優れたスタッフや、看護部を客観的に眺められる立場の他職種の人に、意見を聞いてみるのです。

たとえば、看護部の経費削減が義務づけられたとします。しかしあなたは、どの経費も必要だから削れないと思っています。そんなときは、会計に詳しい経理部に尋ねるのです。

「看護部が行なっているこの業務はやらなくてもよいのでは。だから、これにまつわる予算は削減できるのではないでしょうか」

経理部は病院全体の会計を把握しています。ですから、看護部に肩入れすることなく俯瞰した目で、アドバイスしてくれるかもしれません。

捨てることには勇気がいります。そして捨てるときには、いつも考えなくてはならないことがあります。それは、私たちは何を目的に働いているかということです。私たちは、何をする人かです。患者とスタッフの視点で、患者のリスクが大きくなること、スタッフの仕事がしづらくなること、事故につながるようなことは逆に捨ててはならないのです。

また、時として、今まで築いてきた自分なりの看護のあり方やポリシーを変えることを余儀なくされる場合もあります。そこで葛藤が生じるかもしれません。

よい例が、クリティカルパスの導入です。クリティカルパスは病院内の業務を明文化し、医療者の作業を標準化し、効率化するために運用されます。しかし、

「クリティカルパスを使うことで、今まで行なってきた看護のケアが画一的になってしまい、患者に十分な支援ができなくなるかもしれない。結果として患者に細やかなケアができないのではないか」

と、罪悪感を抱くスタッフもいます。そして、今まで行なってきた看護のあり方が否定されたよ

うに感じてしまうのです。罪悪感が積もってくると、クリティカルパスを導入する前より精神的に疲労感を抱き、クリティカルパスを使うことそのものが目的になってしまい、「パス疲れ」が起こります。

スタッフがこうした状況に陥ってしまった場合は、クリティカルパスを導入した目的は何だったのか、いま一度、スタッフと共に問い直してみましょう。クリティカルパスは看護師にとって、膨大で標準化されていなかった業務のムダを省き、看護師がほんとうに取り組む必要のある業務がリストアップされているのです。導入の目的はひとえに、医療者がクリティカルパスどおりに仕事をすることで今までより業務を効率化すること、そしてそれによって生じる余裕で、あふれるほど病院にやってくる患者を一人でも多く救うことではないでしょうか。これらの目的を達成するためには、今までの患者に対する看護師としてのケアを維持することをやめ、罪悪感を心から追い出さねばならない場面もあるでしょう。

仕事の生産性を上げるために必要とされるものと、スタッフがいきいきと働くうえで必要とされるものは違います。生産性とスタッフのやりがいのバランスをはかることも看護管理者のすべきことですが、このクリティカルパスの事例でいえば、スタッフによっては、多少やりがいを犠牲にしてしまいます。ですから、ほかの業務でスタッフにやりがいを感じてもらうよう調整が必要になるかもしれません。

捨てることに関連して、看護管理者のみなさんに特に言いたいことがあります。それは、「私たち看護師とは、何をする仕事か」

このことを問い直してほしいのです。忙しい人がほとんどでしょうから、ときどきで結構です。マネジャーの仕事は、自分の職種が何をする仕事かを絶えず問い続けて、自らすべきことを再定義する時間が大切だと思います。さらに、

「私たちの事業形態である医療機関とは何か、何をするところか」

と、問うことも不可欠です。これら二つの問いで共通していること、つまり医療機関や看護師の目的と使命とは、患者に由来するということです。患者を救うために医療機関があって、そこに看護師がいます。患者のニーズ、価値、欲求があってはじめて、看護師は行動する職種なのです。しごく当たり前のことですが、医療機関のなかで毎日を過ごしていると、ついつい医療者本位の仕事の仕方になりがちです。

繰り返しになりますが、私たち看護師の使命は、一人でも多くの患者、国民を救うことです。

患者を救うためならば、今までの看護のあり方を大胆に変えるような取捨選択に迷わず取り組んでもらいたい、と私は思っています。

この話は、かつて看護師が行なっていた患者のたん吸引を介護職員が担うことや、[*注]特定看護師（仮称）の創設など、看護師を含めたコメディカル職の業務拡大に関する議論にも当てはまります。

周囲を俯瞰し患者のリスクを察知できる看護師だからこその特定看護師（仮称）

ここで特定看護師（仮称）の定義を明らかにしておきましょう。現在、厚生労働省のチーム医療推進会議やチーム医療推進のための看護業務検討ワーキンググループで、新たに創設が検討されている特定看護師（仮称）とは、医師の包括的指示のもとで、今まで看護師に禁じられてきた特定の医行為を行なう看護師です。そのために必要ないわゆる３Ｐ（病態生理学・フィジカルアセスメント・臨床薬理学）など、医行為実施を前提にした教育を現時点では義務づけようと話し合われています。具体的には二年以上、指定されたカリキュラムのある大学院で教育を受けることを前提にしようと話が進んでいるところです。すでに指定大学院では、医師から専門的な医行為を教わるカリキュラムが組まれています。まだ検討段階ですが、いくつかの専門領域に特化した医行為が実施できる看護師をつくり出そうとしているのです。

こうした看護師の役割が議論されているのは、医師不足もひとつの理由ですが、それよりも高齢社会に伴う患者の急増が背景にあります。特に、これからは医療的処置を必要とする高齢者の増加が見込まれます。特定看護師（仮称）の役割は、日本社会の要請でもあるのです。

ではなぜ、看護師が医行為の実施者として真っ先に注目されたのでしょうか。それは、看護師がどの医療スタッフよりも患者の近くで仕事をしており、周囲を俯瞰して患者のリスクを察知する訓練を受けているからです。この訓練により培われた医学的な知識や技術、また患者の緊急時に対処する能力は、看護師だからこそできるのではないかと考えられているのです。

しかし現在、看護師の業務は、医師法や保健師助産師看護師法によって制約されています。看護師に実施が許されている医行為は、医師の指示を必要とする「診療の補助」であり、具体的には静脈注射や薬剤の投与量の調節、救急医療などにおける診療の優先順位の決定といったことに限定されています。

日本の看護師は、シーツ交換など、看護師のみが行なうとされている専門的な技術とはいえない日常の世話も「看護の一環」として教育を受けますから、現状では、看護師以外でもこなせるベッド周りのケアなど、何から何まで行なっています。この状況は、ある程度の医行為を担っている諸外国の看護師には考えられないことです。

私は、看護師は現状の働き方以上に活躍できる潜在能力をもっていると信じています。みなさんはどう思われますか。

また特定看護師(仮称)の議論にかぎらず、看護師が今より活躍できる場所はあると思っています。そのひとつが、病院の待合室です。

「どの診療科にかかればいいのだろう」

「がん告知を受けたけれど、これからどうすればいいのだろう」

外来や待合室でこのような気持ちを抱えている患者はたくさんいます。看護師に行なってもらいたいことは患者からみればまだまだ多くあります。看護師は待合室に出向いて患者の問題や病気に関する悩みを聞くなど、患者の要望に応える体制にしたほうが有益ではないでしょうか。看護師は、看護師にしかできないことを積極的に行なったほうがよいのです。看護師による待合室の機能強化は、今日からでも実行できる改革だと思います。

患者のたんの吸引は、介護職員もできるようにしようと話し合いが進んでいます。患者の状態の見きわめを看護職が行なうことを前提にすれば、たとえばシーツ交換は看護補助者が行なえます。カルテ記入は、医師事務作業補助者（医療クラーク）のほうがパソコン操作がスムーズにできる場合もあります。看護師以外でもできる仕事は他職種のスタッフに任せること、つまり、既存の看護業務の一部を委譲して、看護業務のあり方を見直す時期に来ていると感じています。

いかなる職種も、いかなる組織も、既存の仕事を廃することは好みません。しかし、患者がほんとうに望むことに取り組まなければ、看護師は必要とされなくなるでしょう。「看護界にも業務の『仕分け』を」と望んでいるのは私だけではないはずです。

＊注　これまでの議論を経て特定看護師（仮称）の枠組みが、看護師特定能力認証制度骨子案として提示され、現在制度化に向けてさらに議論中である。

チームワーク強化には、協働するメリットを見せる

多くの看護師は、医療機関という組織内でさまざまなチームを組んで働いています。言い換えれば、看護師はチームになってはじめて患者の総合的なサポートが可能になり、その力が存分に発揮されるのです。

このことは患者に対する看護ケアにかぎった話ではなく、組織の問題解決に取り組むときにも同じことがいえます。たとえ病棟にかぎったことでも、看護管理者一人ががんばったところで、問題を解決するのは難しいのです。ところが、スタッフは日頃から看護管理者をロールモデルとするべく注目しています。

「看護管理者として、有能で尊敬される上司でいなければ」

このように必要以上に気負って、ひとりであれこれ業務をこなそうとがんばっている人がいるのではないでしょうか。

ここでハッキリと言っておきます。よい看護管理者とは、業務を自分ひとりでなんでもこなす人ではありません。そのやり方では、スタッフの成長する機会を奪ってしまうからです。チームメンバーを適切に動かして、チームプレイを指揮できる人がよい看護管理者です。理想の看護を実現するときの主人公は、看護管理者ではなくスタッフであるべきです。看護管理者の役割は、スタッフが仕事ができるように支えることなのです。

確かに親の背を見て子は育つというように、スタッフは看護管理者の姿を見ながら成長していきます。看護管理者の看護技術が優秀で、人格的にも尊敬される人であれば理想的でしょう。しかし、チームを動かすにあたっては、看護管理者のそうした資質が絶対に必要というわけではありません。

ここで、いざというときにがっちりまとまったチームプレイを指揮する効果的な方法を紹介します。それは常日頃から、自分と付き合ったらメリットがあると相手に思わせることです。簡単にいえば、正統で悪気のない「相手のメリットづくり」です。

たとえば実力のあるスタッフには、昇格させるために外部研修に行かせて、主任昇格試験を受けさせます。また、夜勤をする看護師の負担になっている長い申し送りは短くします。ほかにも労務管理に伴う悩みの解消、いつでもスタッフの悩み相談にのる姿勢を示すなど、やり方はいくらでもあります。

ちなみに、私が看護師長になって取り組んだスタッフにとってのメリットづくりは、産科病棟に薬剤師を導入することでした。１９８９年当時、病棟に配置される薬剤師は他の医療機関でも例がなく、薬剤師からは敬遠されたものです。しかし、このときは看護師の業務負担軽減をはからなければ、病棟がうまく回らない状況でした。

そこで私は、「病棟薬剤師さんを一番に受け入れる」と宣言し、院長に許可をもらい、病棟薬剤師のモデル病棟としたのです。その結果、薬剤師は薬の副作用を何度も発見し、患者さんからも信頼され、多くの効果を上げました。看護師にとっても薬に関する知識が増え、病棟全体の医療の質が上がりました。

このように、看護管理者は看護師だけでなく、時には他職種との折衝も必要です。他職種の人々にとっても自分と付き合うことでメリットがあるように配慮したほうがよいでしょう。かといって、何も特別なことをしなくてもよいのです。たとえば、

「相手を元気にするために、いつも明るく接するよう心がける」

などでも構いません。ムリせず、自分のペースで、いろいろな人のメリットづくりをすればよいと思います。

結局のところ管理者は、「自分ってスゴい」と思い、能力をアピールする人より、「自分の力など、たかが知れている。スタッフのもつ能力を合わせたほうが、私ひとりでやるより、よいパフォーマンスと結果を出せる」くらいに認識している人のほうが、組織やチームをうまく動かせるのかもしれません。

ところで、何がメリットかは人によって異なります。昇進がメリットではなくデメリットになる人もいるでしょう。その見きわめも、看護管理者の仕事です。ほんとうはスタッフにはみるみる成長して、どんどん出世していってもらいたいのですが……。

さらにスタッフの能力を見抜き、活躍してもらうには公平さが必要です。つい相性のよいスタッフを重用しがちですが、長い目でみると、偏ったスタッフだけでは部署の運営は成功しません。

私はクリニカルナースリーダー（仮称／ケア管理者、主治〝ナース〟のような存在）の育成を考えています。なぜなら、中堅看護師が行なっている業務を整理して、患者のケアの責任をもつ人に育てたいのです。管理者の行なっている業務とは違う役割を明確にし、システム化すれば、役割の分担がわかりやすくなると思うからです。

特定のスタッフに仕事を集中させず　チーム全体で成果を出す

スタッフ全員に同じ分量で、同じ質の仕事を配分するのは不可能です。あなたのいる看護部や病棟を見回してみてください。看護管理者が頼みやすいスタッフや仕事を早くこなせるスタッフに業務が集中していませんか。無意識なのか意識的なのか、看護管理者が一定のスタッフに偏って仕事を依頼してしまうことはよくあります。看護師も人間ですから、人の好みや相性があるのは仕方のないことかもしれません。

しかし、度がすぎると、スタッフ間で、

「不平等だ」

という意識を育ててしまうことになりかねません。業務配分の不均衡をなくすには、

「仕事はチームで行ない、チームで成果を出すもの」と、常に意識しておきましょう。どんなスタッフにも、何かしらの仕事を割り振るのです。仕事を配分する際は「バランスよく」と繰り返し、自分に言い聞かせるくらいでちょうどよい配分が生まれます。

こんな話があります。ピーター・F・ドラッカーは著書『マネジメント』において、成功したマネジメントの三つの例を挙げました。

一　第二次世界大戦後、日本を経済大国に押し上げた日本企業
二　19世紀のドイツで光学レンズを生産し、ドイツ経済の興隆を支えたツァイスのイエナ工場
三　１９４０年代後半に安く早くコンピュータを開発したＩＢＭ

この三つに共通しているのは、仕事の責任を、多くの従業員が負ったことです。ドラッカーは、責任を一極集中させるのではなく、組織ぐるみで負う体制にしたマネジメントが、社会に大きな成果をもたらしたと分析しています。

たとえば、日本企業の特徴として挙げられているのは、▽若い社員の面倒をみて育てることがマネジメントの第一とされている、▽組織のあらゆる階層において、意思決定の意味するところ

を考え、責任を分担することが期待されている——とあります。つまり、社長でも一社員でも、自らの業務責任は自分で負い、それぞれが主体的に成果を上げることこそが、企業の成功の一要因だというのです。

医療機関のような公的機関が成果を上げるのは、偉大な人物がいることによってではありません。組織の仕組みがきちんとしていることによって、多くの患者に医療サービスを提供できるということです。ですから、一握りのエリートを育成しても、組織にとって、そのエリートが有効に作用するとは限りません。

それよりは、スタッフ全員で広く仕事をして、チームで動く体制を構築したほうが、組織全体として業務効率が上がります。一部のスタッフに集中して仕事を任せるより、チームとして全員が仕事をする体制にしておけば、将来的にスタッフの誰かが異動や退職をしても、チーム体制を維持して仕事への支障を最低限に食いとめることができるのです。

看護師がきちんとバランスよく働くことのできる体制づくりは、看護管理者の力量によるところが大きいものです。少しずつでもよいですから、スタッフ一人ひとりが責任をもつ体制を築くことが大事です。

「仕事はチームで行ない、チームで成果を出すもの」
一週間に一度は口に出して、思い出すとよいかもしれません。

人の評価は、必ずプラス思考で

組織やチームを効率的に動かすためには、各スタッフを能力や適性に合わせて、適切な業務配分やポジショニングをします。すでに読者を含め、多くの看護管理者が実践していることでしょう。その際に大事なことは、スタッフの長所を基準にしてポジション配置をすることです。

たとえば、たまに雑な看護をするけれど、ムードメーカーになる明るい性格のスタッフがいるとします。それならば、

「明るい性格だから、静かなスタッフが多いところで看護をしてもらおう」

と、長所を活かしたチーム内の配置を第一に考えるとよいでしょう。逆にいえば、

「あの看護師は仕事が雑だから、細かい仕事をするポジションには向かない」

などと、スタッフの短所を基準にして仕事を割り振らないほうがよいのです。

なぜなら、人は短所を直そうとするより、長所を伸ばすように促したほうが高いモチベーションを維持して仕事に取り組むことができるからです。短所を直すにはつらい努力が強いられますし、すぐには直らないものです。よいパフォーマンスはスタッフの長所を活かし、成長を促してこそ生まれます。組織の活性化もスタッフの活躍があってこそです。

いうなれば、人のマネジメントとは、各人の強みを発揮させることにあります。なぜなら人は強みとなる技術、資格、よい資質ゆえに組織に雇用されるからです。一方で、本質的に人は弱い生き物でもあります。しょっちゅう問題を起こしますし、手間がかかります。看護管理者のみならず、一般的に、マネジャーはスタッフの強みを引き出して、弱みを中和することが求められているのです。

教育にはポジティブ・フィードバックという手法があります。学習成果が出たプラス面を評価しながら、相手の長所を伸ばしていくやり方ですが、医療の現場でもこの手法は有効だと思うのです。スタッフの長所を基準にした業務配分やポジション配置をしたほうが、看護管理者がスタッフにポジティブ・フィードバックをしやすいでしょう。

しかし、ポジティブ・フィードバックをすること自体が難しいときもあります。私が大学で講義をしていたときの例です。どんなに催促しても発言をしない学生がいました。私はとっさに「これだけ先生に求められているのに、あなたは何も言わないでいられた。そのことがすごい」と言いました。その学生はのちに、「何も言わないでいることをほめてくれた。こんなことは初めてです」とレポートに記載していました。意図的にほめたわけではありませんが、ポジティブ・フィードバックの難しさと、その学生の可能性を感じた事例です。

ところで、スタッフの長所とは、看護管理者である自分に利益をもたらすかどうかで判断するものではありません。病棟、病院のなどへの貢献、何より患者にとってよいサポートができたかどうかを基準にすべきです。私的な利害によってではなく、公的な利害によって動くことが、マネジャーたる看護管理者には必須です。

ただ一方で、どうしても組織内の特定のポジションに適切なスタッフがいないこともあります。こうした場合、あなたならどうしますか。私は、外部からふさわしい人を招くことも一つのアイディアだと思っています。

医療界はややもすれば内向き志向で、外部からの人材登用にためらいがちです。しかし、自分や今いるスタッフがもっていない優れた能力を備えた人を外部から入れることには、多くのメリットがあります。一番のメリットは、外部スタッフによって今までの看護部や病棟にはなかった新たな視点が得られることでしょうか。それによって、どうしても対処できずにいた問題を解決する糸口を見出すこともあるのです。または、

「なんだ、病棟のことしか見えていなかったけれど、じつは大した問題ではなかったんだ」

と、「問題が問題ではなかった」ことに気づくこともあります。

適材適所はスタッフの長所から判断し、空いているポジションにふさわしい人がいない場合は外部から採用する。

「うちの病棟にはスキルの高いスタッフがいない。私に指導力がないからスタッフが成長しないのかしら」

と、スタッフや自分の能力不足を嘆くより、各スタッフの長所を一つでも見出すよう気持ちを切り替えてみましょう。それだけで心が明るくなるという効果も見込めます。

組織において人は最大の資源です。いろいろな病院を比較したところで、診療科数や備えている医療機器に違いはあれど、役割はみな同じく「患者を治す」ことです。最大の違いは、働いてい

る人なのです。人という最大の資源の潜在能力をどう活かしているかによって、組織の勢いや団結、成果が変わってきます。何度もいいますが、資源活用のキーワードは、「長所を活かす」です。

「一〇%だけ成長する」を合言葉に

私は看護部長のとき、「九〇対一〇」という考え方で病棟や外来をみていました。これは日々の業務が一〇〇あるとしたら、九〇は昨日と同じようにこなしても構わない、その代わり一〇〇分の一〇は新しいこと、よりよいことをしようという呼びかけです。

なぜ一〇〇分の一〇、つまり業務の一割の改善を求めたのでしょうか。答えは簡単で、何でもかんでもすべてを一度に改善しようとするのは、どんな優秀な人間でも物理的に不可能だからです。また、すべてを改善しようとすると精神的に気負いすぎることになって、結局のところ長続きしません。

一方で、人は一割程度の新しいことに取り組むなら、負担を感じないで済みます。また、改善しようとする意欲を維持し続けることもできるのです。今、行なっていることにも自信がもてます。何より「九〇対一〇」の真のねらいは、スタッフに一つでも多くの成功体験を味わってもらうことにあります。

世間では仕事のプロフェッショナルとして、挫折から立ち上がってキャリアを築いた人を賞賛する傾向にあります。しかし、実際は挫折感を糧に一発逆転の人生を歩むことができる人間はごく少数です。今まで多くの看護師と接してきましたが、そうしたガッツとハングリー精神にあふれる人は、おそらく一〇〇人のうち三人いればよいほうです。看護管理者がチームを指揮、指導する際は、この数字を念頭に置いて、基本的に九七人に向けた働きかけを心がけるとよいのではないかと思います。

安易に「かわいい子には旅をさせよ」といった発想で、スタッフに能力以上の仕事を任せる管理者がいます。その仕事をこなすことができなかったスタッフは看護管理者から叱責され落ち込みながらも、やがてそこから立ち直っていく。こうした過程を見守る育成方法は、一〇〇人のうちの三人向けです。それよりは九七人向けに成功体験をもつことができる場面を用意して、「自分は何かを成し遂げた」という体験を積ませたほうが、チームにとって総合的にプラスです。

成功体験を積ませるということは、挫折感や「上から抑えつけられる」と感じる体験をできるだけ減らすことでもあります。そうすれば、たとえ仕事でつらいことがあっても、「仕事のつらさはあるけど、労働環境や上司には恵まれている。だからこの病院、この病棟にいたほうが、他の病院に再就職するよりきっといいはず」と思うスタッフが増えます。完全なる離職予防策とはいきませんが、これで、ある程度はスタッフをつなぎとめることができるのです。

看護師長時代に、日常の看護業務があまり得意ではないスタッフがいました。しかし、彼女は統計処理に長けていたので、「九〇対一〇」の改善行動の一つとして、看護業務のデータ処理を頼みました。どの業務内容にどれだけの時間を費やしているかを調査・分析する作業です。すると、看護業務のときは表情の暗かった彼女が、調査・分析作業はいきいきとこなしていたのです。彼女の分析作業は看護業務のムダ削減に活かされました。

どんな人にも、どんな看護師にも長所はあります。絶対に挫折者を出さないような仕掛けを用意する―ここにいるとおトクだとスタッフに感じてもらう―ことに、看護師長だった頃の私は必死で取り組んでいました。看護管理者はスタッフの長所を見出す寛大な目を、常に忘れないようにしたいものです。

いたずらに同僚を批判する人には新たな仕事を

ここまで私は、どんな看護師にも長所はあると言い続けてきました。大げさかもしれませんが、看護管理者は基本的に、人間を善なる存在とみなす「性善説」に立ってスタッフを見守るくらい寛大な気持ちでいるのがちょうどよいのかもしれません。

しかし、「全スタッフ性善説」は、あなたが看護管理者、いわば上司の立場からスタッフを眺めるからいえることです。現場で超多忙な仕事をしているスタッフにとっては、同僚や先輩、後輩の短所が気になって仕方がないこともあるでしょう。

「あの人は自分と比べて仕事が遅い」

「ラクな仕事ばかり選んでやっていて、汚れ仕事や手間のかかることには手を出さない」

などと、多くのスタッフの前で、公然と仲間を批判する人が出てきます。そういうことを言い出すスタッフは基本的に批判対象となる人を性悪説でとらえているので、不満をすべて聞いていたらキリがありません。今風の言葉でいえば、モンスターペイシェントならぬ、モンスターナースとよべなくもないです。

人間は、よくもわるくも批判精神が活発に育ちます。批判することで、自分の立ち位置を安定しているように見せるときもあります。ですが、仲間を批判するスタッフをそのまま放っておいてはいけません。なぜなら批判だけしている看護師は言動を止めないかぎり、どんどん増長するからです。最終的には批判されているスタッフより、批判している当人のほうが組織内で評判がわるくなり、孤立してしまう可能性が高いのです。こうなるとチームで行なっている日常の看護業務に支障が出てくるでしょう。

批判精神の旺盛なスタッフは、往々にして物事に対して真剣になりすぎて、自分を追い詰めてしまうような気がします。一方で、エネルギーはあり余っていそうです。現状の業務だけでは物足りないのかもしれません。そうした仲間批判を止めさせるには、新しい仕事を与えてエネルギーを生産的に還元させていく方法が効果的です。批判対象から気をそらすよう仕向けるに限ります。

時には、直接尋ねてみることも一手です。

「あなたは○○さんを△△のようにみているようだけど、では、自分ならどういう方法で彼女の抱えている問題を解決しますか」

さらに押しのひと言として、

「解決方法を紙に書いてきてください」

と、指示してもよいでしょう。しかし、たいてい批判だけしている看護師は、解決策などもっていないのです。ただ、批判を繰り広げることを自分の存在の拠りどころとしているだけだったりします。大変ですが、批判型看護師から構築型看護師に考え方を変えさせることも看護管理者の仕事です。

仕事の主役はあくまでもスタッフであり、普段は看護管理者が前面に出てはいけません。ですが、場の雰囲気をわるくするスタッフに対しては、看護師の集団のボスはあなたであるということを、毅然とした態度で示しましょう。そして、批判をやめたスタッフを、温かい心で許しましょう。さらに仕事をしてもらうためです。

やはり、看護管理者は少々のんきといわれようと、性善説を信じているくらいでちょうどよいのです。

スタッフに緊張感をもたせるには少しドキドキさせる

私は2006(平成18)年から東京医療保健大学医療保健学部看護学科の教授になりました。もともと子どもの頃から教師になりたかったのですが、さまざまな事情があって看護師になったので、看護大学の教授になったことは非常にうれしいことでした。

「さあ、はりきって看護師を育成しよう」

と、講義を開始。大学では、学ぶことに熱心な学生もたくさんいましたが、思いのほか、そうではない学生も見受けられました。ただ教員の話を聞き流し、深く思考することなく、ホワイトボードに書かれたことをノートに書き写しているだけの学生です。目的意識をもって大学に通っているわけでもなく、積極的に学ぼうとする様子もみられません。

まだ、看護職の実態をまったく知らない若者たちですから、講義に興味がわかないのも仕方がないことかもしれません。こうした学生の状態を、私は「脳細胞が寝ている」と表現しています。しかし、脳細胞が寝ている学生にこそ、看護について何でもよいから興味をもってもらいたいのです。そのためにはどうしたらよいのでしょうか。

答えは、刺激を与えることです。大勢の学生の前で突然、意見を求めたり、今学んでいることより少しレベルの高い課題を出したりして、学生をドキドキさせてみます。

学生にとって最も効果のある刺激は、看護大学や看護専門学校にいる学生の場合、一定の基礎教育を経た後に待ち受けている病院などでの臨地実習です。病院では、患者が入院しているわけですから、学生といえども何かを尋ねられたり、指導者から質問を受けたりする可能性があります。臨床現場は、教科書どおりに進まない現実の連続です。学生はいつでもドキドキしどおしで緊張しています。しかし一方で、こうした緊張感のなか、今まで生きてきた世界では想像もしなかった問題に遭遇して、患者の要求に応え、なんとか解決しようと脳細胞を全開にし、知恵をしぼる機会に恵まれますから、学生は大いに成長します。

人は、今までの知識や経験をもってしても解決できない困難に遭遇したとき、「自分の力でなんとかしたい」

という底力が出てきます。いわばマニュアルでは解けない課題に取り組むときこそが、人間として磨かれる絶好のチャンスなのです。

たとえば、学生には見学だけではなく、点滴のときに挿入部分をテープで固定してもらうなど、一部を手伝わせることも効果があると思います。

これは病院や訪問看護ステーションなど、実際の医療現場でも同じことがいえます。スタッフが仕事を深く考え、新しい方法を見出すようにするには、いつもと異なる業務を与えて、少しドキドキさせるとよいでしょう。

また、人は機械ではありません。ですから、機械のようにいつも同じ動作で働くことはできません。最初はルーチンとして行動しますが、一つの動作しかさせられないと、著しく疲労し、退屈します。それだけでなく、毎日同じリズムとスピードで働くことも好みません。動作、リズム、スピードに緩急をつけて変化をもたせるだけでも、作業効率は上がります。ですから、新しいことを業務に盛り込むだけがドキドキさせることではないと思います。

「あなたは今までAをこなすのに一〇分かかっていました。今日からは八分でできるようにしましょう」

「今までAのあとにBをやっていましたが、Bから始めてみてAをやると、かかる時間が変わるかどうか、試してみましょう」

こうしたやり方も刺激を与える一つの方法です。看護管理者のアイディア次第で、スタッフをドキドキさせる刺激はつくれます。ただし、人は単調な作業が続くと飽きがきますが、刺激が続きすぎても疲労します。

各スタッフの忍耐力、やりがいをどこに見出しているかなどによって、刺激の出し加減や刺激を受けた反応を確認し、過度に緊張しないように調整する必要がありますが、時にドキドキさせると、学びにはとても効果的です。

表面上の事象で判断せず、深読みする

医療現場は人対人の職場ですから、人間関係のトラブルはしょっちゅうあります。医師に対してはハッキリものを言わずにいる患者が、看護師に対して強い口調でクレームをつけることも、

残念ながら多々あるでしょう。

たとえば、あなたの部下の態度が気に入らないと患者からクレームをつけられたとしましょう。時と場合にもよりますが、ここですぐにそのスタッフがわるかったと決めつけてはいけません。

なぜなら表面上は、そのスタッフに非があるように見えても、よくよく事情を探っていくうちに、クレーム発生に至るまでには別の理由があるかもしれないのです。

私は以前、こんな経験をしたことがあります。あるスタッフが患者からクレームをつけられました。ところが調べるうちに、クレームを言った患者が批判したかったのはそのスタッフではなく、別にあることが明らかになってきたのです。じつは患者が病気の告知を受けたときに、病院側は患者にとって納得のいく説明ができていませんでした。このことが、ずっと患者の心にしこりとして残っていたのです。本来の不満は病院が行なったインフォームド・コンセントのあり方に対してでしたが、結果として看護師への批判という形になって不満が表に出てきたのです。

こうした患者対看護師、または病院内におけるスタッフ同士のいさかいは、表面上の対立軸だけの問題ではなく、複雑な事情が含まれていることが多くあります。ですから、私は常に、問題が生じた際は深読みする癖をつけています。深読みとは、いつも頭を回転させて、

「この問題の裏には、何かあるのでは？」と、物事の複雑なありようを把握するように努めることです。

表面上の出来事だけで問題を解決しようとすると、問題の本質を見誤る可能性があります。そうすると適切な対策を講じることが難しくなります。

人対人のいさかいだけにかぎった話ではありませんが、物事は表面上の出来事だけではかれないほどに複雑にできている、と思っていたほうがよいでしょう。しかし、たとえ複雑であっても、それを読み解けば、解決策は案外単純であることもあります。

共通言語をつくる

たとえば、「リーダー」や「マネジャー」という言葉は、どのような役割を担う人を指すのでしょうか。こう問いかけると、新人看護師、主任、看護師長それぞれで違う答えが返ってきます。日本語でたった一つか二つの単語にしても、各人の言葉に対する認識の差は、自分が想像する以上に存在します。普段、顔を突き合わせている同じ職場の仲間とも、こうした認識のズレは生じます。

しかし、性格も育ってきた環境も異なる人々が共に働く組織で同じ方向に進んでいくには、仕事上の言葉の認識のズレを修正する作業が欠かせません。それはつまり、共通言語をつくること、いや、むしろ、ある言葉における共通認識をつくるといったほうが適切かもしれません。なぜ、アメリカ社会ではマニュアルが発達しているのでしょうか。それはあまたの人種が混在する多文化共生社会で、文章を紙に記して共通認識を確認する必要があったからでしょう。ここでの共通言語をつくるというのは、それと同じような確認作業を病院でもやろうということです。

病院の共通言語のもととなるのは、仕事の手順書やマニュアルなど文章化されている指針です。まずは、こうした指針がいくつあって、どのようなタイミングでどのように活用されているのか、丹念に調べていきます。すると、指針によって同じ意味のことを別の言葉で表現している、または一つの言葉を指針ごとに異なる意味で使っているなどの発見があるかもしれません。

ある言葉に対して認識のズレが見つかったら、ズレを修正し、共通認識をもつよう確認作業をしていきます。

「この言葉が意味するところは、AをしてBをしないということですよ」

というように、スタッフに伝え、確かめ合っていくのです。

看護管理者とスタッフは看護の経験値が違うので、同じ職場にいても仕事に関する考え方や知覚が異なります。たとえば、目標管理において、

「病棟、もしくは病院に対して、あなたはスタッフとしていかなる貢献をすべきか」

という認識も、お互いでズレています。どちらがよい、わるいではありません。

ともかく、ここで明らかになるスタッフの考えが、看護管理者の期待どおりであることは、きわめてまれです。このような場合は目標管理を通して、共通言語をつくっていきましょう。この過程が格好のコミュニケーションの場となります。スタッフはここで、看護管理者の考えを理解するようになっていきます。彼、彼女は、看護管理者と同じ目線を習得するわけではありませんが、看護管理者の複雑な立場をわかるようにはなるでしょう。業務中にあれこれと看護管理者が指図するのは、好きでやっているわけではなく、立場上行なっているのだと考えるようになるかもしれません。

また、スタッフの目標はどこにあるのかという共通認識は、今後のコミュニケーションの基盤

となります。

目標管理の例でもわかるとおり、共通言語をつくる第一の目的は、組織内で言葉の認識を共有し、仕事を円滑に進めることにあります。そのプロセスで、看護部内であれば、指針を共有していくことができます。結果として指針をまとめることができ、業務の標準化ができます。部署を越えた他職種間で共通言語をつくる際は、この機会を活かして、病院が目指すべき方向性を再認識することにつながることもあります。このことも、心の片隅に置いておくとよいでしょう。

他職種での話し合いの場合には、自分が普段使っている言葉が他職種の人々に通じているか、通じている場合は、他職種が同じような意味で使っているかどうかを確認してみるとよいでしょう。特に看護師は知らずしらずのうちに、看護師にしかわからない独特の用語を使っていることがあります。もし意味が通じていない場合は、どのような言葉に言い換えるべきかを考えて、共通言語をつくる感覚を養っていきます。

病院内の話ではありませんが、共通言語を探すプロセス形成の例を挙げます。現在、厚生労働省で話し合いが行なわれている「特定看護師」(仮称)という言葉は、まさに共通言語とすべく、関係者間で言葉の認識を確認し合っている最中です。厚生労働省、日本看護協会、医療系の各団体、そしてメディアを通じて情報を得る一般の看護師や医療職スタッフが抱く「特定看護師」(仮称)は、今のところ、業務内容や仕事における裁量の範囲など、かなり多くの点で認識のズレがあります。それぞれ主張する考えが異なりますから、初めから認識が一致しないのは当然です。

こうした認識のズレを修正していくプロセスこそが、厚生労働省のチーム医療推進会議やチーム医療推進のための看護業務検討ワーキンググループでの議論です。各委員や各団体の意向はさまざまありますが、議論を重ね、一つひとつの認識のズレを修正していく作業を繰り返すことで、「特定看護師」(仮称)という職種の真の姿が見えてくるでしょう。

批判的な意見には真摯に耳を傾け、その意味を考える

「九〇対一〇」の方針で、一〇%だけ新しい改善策を導入しようとしても、反対意見をもつ人はいます。看護管理者の意に反して、スタッフが反対意見をもって対立している場合、看護管理者はどのように対処すべきでしょうか。

まずは、反対意見に対して真摯に耳を傾けます。そして、なぜ彼ら、彼女らが反対するのか、その意味を考えていきます。なぜなら、どんなに不合理な反対意見でも、それが生じるには理由があるはずだからです。

理由を考えていくうちに、相手の気持ちが多少なりとも理解できるようになったら、妥協点を探します。とにかく組織を動かす場合は、まどろっこしいほど多くの人と協調していく作業が欠かせません。時に話し合い、反発し合っても結論を出すよう導いていきましょう。初めから新しい価値観を導入し、反対意見は取り入れないと決めていても、反対意見をはじめから否定するやり方はお勧めできません。どんな人でも自分の意見にはプライドをもっている可能性があるからです。協調し合う際にも相手を尊重する姿勢は忘れずにいたいものです。

逆に、反対意見に一理あると気づいたときは、潔く自分が見えていなかった部分があったと非を認めます。さらに、自分の意見は必要時にはっきり言って伝えることも大切です。伝えることによって、相手があなたの考えがわかるからです。

組織はさまざまな意見をもつ人が混ざり合うなかで、議論と協調を繰り返して、組織としての意見を集約する場所です。マネジャーが行なう意思決定は、組織内の全会一致によって成し遂げるものばかりではありません。むしろ、対立する意見がいくつかあるなかで、選択していくものです。ある案だけが正しく、そのほかの案がすべて間違っているとも考えないほうがよいでしょう。なぜなら、反対意見にも組織を活性化させる役割があるからです。それは、次のようなことです。

一　意見の対立によって、不完全だったり間違っている意見を見きわめ、そうした意見にだまされないよう用心できる
二　組織内の人々の想像力を喚起する
三　代替案を入手することができる

スタッフ全員がイエスマン、イエスウーマンではこうした役割が期待できず、組織はうまく回りません。また、全員賛成の場合は、誰かが画策して、全員にイエスといわせている可能性もあります。反対意見が生じるほうが、組織として健全な姿なのです。

第2章

人材マネジメント

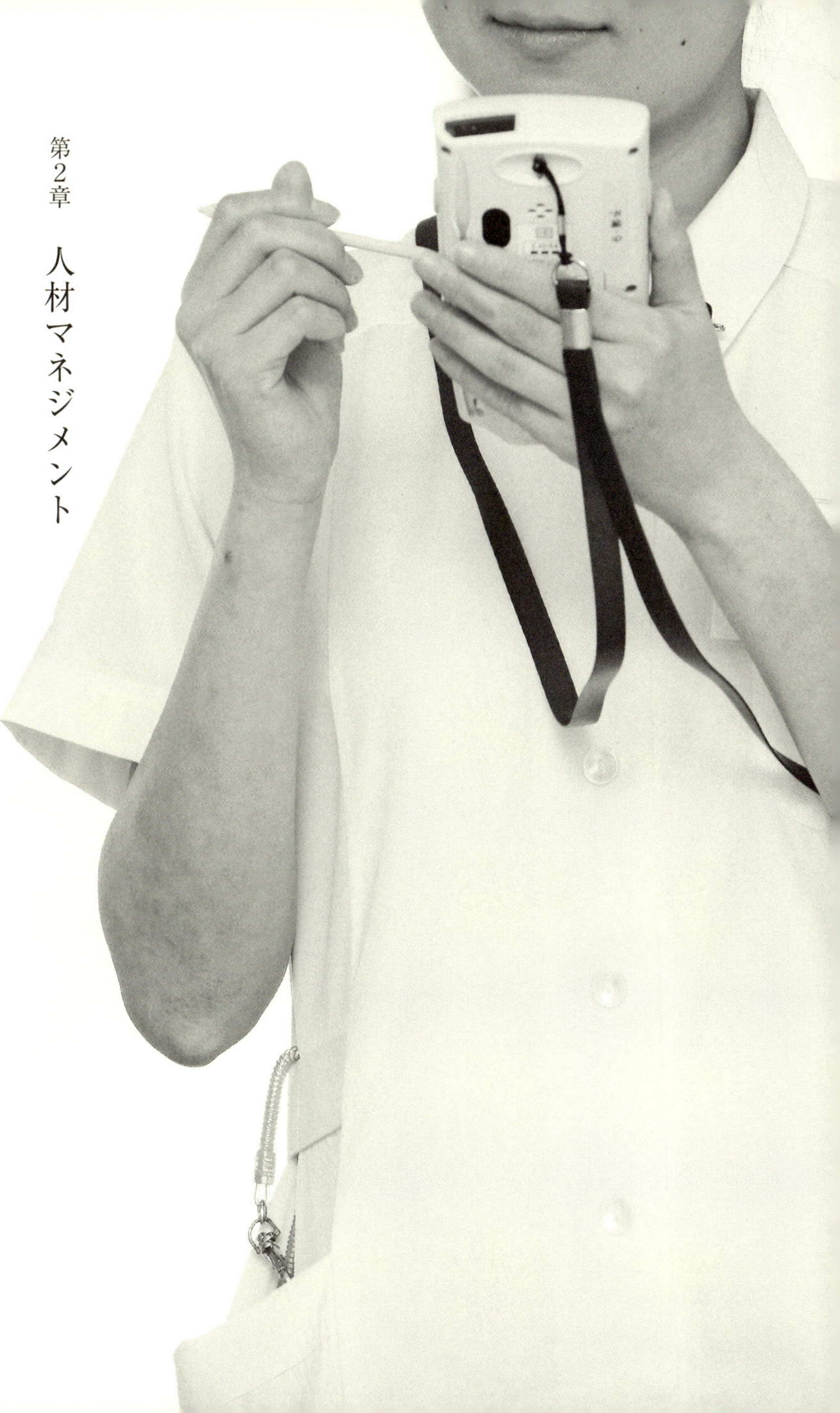

「合わせ鏡」でいる

看護師が熱心に患者に保健指導をしても、患者が話の内容を一〇〇%完璧に理解しているとは限りません。また、患者家族に患者の病気を告知するインフォームド・コンセントの場面でも、患者の告知にショックを受けた家族の耳には、医療者の話がほとんど届いていないこともあります。医療者と家族が向き合って座り、書類を渡して医師が詳細な説明を行なう——つまり、形式上は完璧なインフォームド・コンセントで、実施した医療者には、抜けや漏れがなく家族に情報を伝えたという感触はあるのです。それでも、家族にとっては、大事な人が病気にかかっていると聞かされるのですから、大きな病気では特に人生の淵をさまよう瞬間であり、まともに話を聞き取ることは、あまり期待できないと考えたほうがよいでしょう。

つまり、相手が自分の話をどれくらい受容できるかは、自分の話しかけ方やタイミングに加えて、相手の性格、気分、体調、そしてそのときの状況によって異なります。これは患者に対してだけではなく、職場のコミュニケーションでも同様です。

そこで私は、相手の状況を考えて、どれだけ相手が自分の話を聞き取り、理解したか、反応を探りながら、話を進めるようにしています。この状況を言い表わすたとえとして、「合わせ鏡」という言葉を使います。自分の話に相手がどのような反応を示すか、逐一見ながら、まるで自分と相手の反応が「合わせ鏡」のごとく一致するように、話をしていくのです。会話で相手の状況を慮《おもんぱか》るのは、誰でも自然に行なっていることですが、看護管理者として何かを伝えたい場面では、その相手を慮る行為を、さらに繊細に研ぎ澄ませようということです。まるで「合わせ鏡」のように、話している自分と話を聞く相手がほぼ同時に心を動かし、反応を示すよう導く話し方ができているか、自分自身を振り返りながら話すのです。

相手が合わせ鏡のように反応しない場合は、何かしら原因があるはずですから、話し方を変えたり、話すタイミングをずらしたり、相手の状況を尋ねたりします。

ところで、「合わせ鏡」と対極の状況は、座学の授業風景です。教員が生徒に対して、相手の反応を見ないままただ話したいこと、覚えてほしいことを話していく光景が見られます。しかし、そこでどれだけの学生が教員の話を理解しているのでしょうか。学生は話を理解していないばかりか、話に全く興味をもっていないかもしれません。もっとわるいのは、教員の話を嫌がっている可能性も、残念ながら否定できません。そういう授業をする教員はいま一度、自分の伝え方がどうなのかを、考えてみるのがよいかもしれません。

難しい話や当事者にとっては聞きたくない話をしても嫌がられない人になる。これは看護管理者の大事な資質のひとつだと思います。その資質を伸ばす方法が、常に自分が「合わせ鏡」でいるよう心がけることなのです。

時には立ち止まって内省する

何も考えることなく、次々と発生する日常業務をこなしているだけの日々になっていませんか。誰かの意向に流されていませんか。自分らしくない妙に明るいキャラクターを演じて周囲を盛り上げようと努力しすぎて、疲れていませんか。一つでも「あてはまる」というあなたに言います。

「立ち止まれ！　内省しよう」

かつて私は病棟管理者として、多くの人の意見に対して「ＹＥＳ」と言い続けていたことがありました。自分ではそこまで自覚していなかったのですが、多くの人からよく思われたいあまりに、知らずしらずのうちに八方美人になってしまっていたのです。そして、ムリをして「ＹＥＳ」と言うことに、精神的に疲れてしまったのです。そのとき、ある人から、

「ＮＯと言ってもいいんだよ」

と声をかけてもらい、ハッと我に返ったのです。自分の許容範囲を超えて、他人の要求に応えようとしていたことに気づかされました。

ここで私は、ふと立ち止まって自分の言動を振り返ってみました。すると確かに、そこまで「ＹＥＳ」と言い続けなくても、さして問題が生じない場面があった……とも思えたのです。そのときは、何も考えずにスタッフから提案されたことを、そのまま飲み込んで「ハイ、ハイ」と答えていたのですが。

「ＮＯと言ってもいいんだよ」と言われたことをきっかけに、私は時には立ち止まって自分を振り返り、内省する癖をつけるようにしました。自分は何をするためにここにいるのか、自分なりに看護管理者としてどう生き抜くのかを、たびたび考えるようになりました。すると、業務をた

だこなしているだけだったり、誰かの意向に流されていたり、自分らしくないキャラクターを演じて疲れていることに気がつくのです。

深く内省していくと、最後に、

「自分はどのような人生を送りたいのか」

というところに行きつきます。禅や哲学のテーマみたいな話になってきましたが、看護師とは何をする仕事か、看護師となった自分の人生は有意義か、こうした問いに思いをめぐらすことで、キャリアについて深く考えることができるだけでなく、あなた自身の心が豊かになります。忙しい毎日だからこそ、たまには、本質的な自分に立ち返る時間をつくることが必要かもしれません。

自己制御力をもつにはユーモアとジョークで

医療現場は患者の急変など、緊急事態が発生する職場です。急性期病棟では特に顕著です。そのため、ついスタッフに対して感情的に指示を出してしまうなど、仕事中に冷静さを失うことがしばしばあるでしょう。普段は抑えることのできている本音が悪魔のように顔を出し、スタッフに言いすぎて傷つけてしまった。そんな経験に心当たりのある読者もいるのではないでしょうか。

看護管理者をはじめ、リーダーの役割を担う人にとって大変重要な要素のひとつに、自己制御力が挙げられます。感情のまま行動しない、話さない、そして、緊急事態のときほど冷静に実践する姿こそが、自己制御力を発揮しているということです。しかし、こんな格好いいことがいえるのは言葉だけです。

「がんばって自分を制御しよう」というスローガンは、各人によって達成度合いが異なるでしょう。それは、人によって我慢の限界に差があるからです。また、自己制御力を発揮する方法がわからないという人もいると思います。

そこで私が勧めたいのは、感情的になりそうなときほど、ユーモアやジョークを使おう、ということです。緊張状態をとく余裕をつくるために、日常業務のなかにユーモアを取り入れてみるのです。仕事の最中に息抜きができる余裕があるだけで、感情的になりがちな状況でも、なんとか平静を保てるようになるものです。

つまり、がんばって自己を制御する、という発想自体が、短所を克服するためのストイックなイメージを抱かせます。それよりは、楽しさの力で、キレそうになる瞬間をまぎらわせようという作戦です。

冷静さを失うということは、不安要素があって、精神的に余裕がないなどが原因です。そんなときにこそ、ユーモアやジョークを忘れずにいましょう。もちろん、看護の現場は人の生死に関わることがあるので、ユーモアを出すにもタイミングと場所を考慮しなければならないことはいうまでもありませんが。

そして、時には「止まって」考えることも大事です。悩んでいるときは周りが見えないことがあります。立ち止まると落ち着いて全体を俯瞰することができます。この方法はかなり有効でした。

壁にぶつかったスタッフには、「場所を変える」よう勧める

新人看護師の離職率の高さが問題になって久しい看護界ですが、いつの時代の看護師も、仕事に関する悩みは尽きません。私自身も、助産師として、その後は看護管理者として、多くの悩み、

壁にぶつかってきました。

私は和歌山県立高等看護学院を卒業後、和歌山県立医科大学附属病院に入職して、助産師として働き始めました。しかし、当時の医療機関では、看護師や助産師は若いスタッフをどんどん入職させ、年をとったら辞めていくのが暗黙の了解でした。私の働いていた病院も例外ではなく、先輩や同輩の看護師は、毎年、櫛の歯が欠けるように退職していきます。そうした環境にいて、私はさんざん悩みました。しかし、やがて私もその雰囲気にのまれてしまい、なんとなく、

「病院を辞めなければならないのかしら」

と、同院を退職しました。しかしその後でも、

「よい職場だったのに、なぜ辞めてしまったのか。もっと働き続けるための努力ができたのではないか」

と、後悔する気持ちを引きずっていました。和歌山から東京に出てくる電車のなかで、退職した後悔で泣いたことを覚えています。

その後東京で、今のＮＴＴ東日本関東病院に再就職して助産師としてキャリアを築いていきました。しかし、時間が経つうちに仕事に慣れて、日常がマンネリ化してしまいました。私はまた

悩みの淵に沈んで考え込むようになりました。

「このまま助産師として働くだけでよいのだろうか」

こうした疑問にさいなまれるようになったのは、勤務病棟の産科には先輩看護師が五六人もいて、年功序列で昇格するとしたら、私が主任になるのは五七歳だということもありました。このまま病院で昇格を待つのは長過ぎます。それより、中途退職して看護専門学校の教員にでもなったほうがよいのだろうか……という考えが頭をよぎるのです。

そんな私の悩みを解決してくれたきっかけは、労働組合の役員に選ばれて、病院以外にいる人々と接するようになったことです。NTT東日本関東病院が所属していた労働組合は、全国電気通信労働組合(全電通。現・NTT労働組合)で、当時の組合員数は一七万五〇〇〇人。病院に比べて、はるかに大規模な組織でした。

労働組合で調査交渉部に配属された私は、経営側と夜勤の助産師の配属人数を減らす交渉をすることになりました。もちろん労働組合は、夜勤の人数を減らすことで、ほかの労働者の負担を増やすことになると反対していました。しかし当時の日本は、ベビーブームも過ぎて出生率は減少の一途をたどっており、いずれ産科の人員配置に余剰が出ることは明らかだったのです。

助産師の配属人員削減に対して、現場はどのように感じるでしょうか。それがわからなかった私は、組合員である産科の職員に、

「夜勤の人員配置はこのままでいいのかしら。私たちにできる対策はないのでしょうか」

と、何度も意見を聞いてみました。すると、

「病院の最寄り駅であるJR五反田駅周辺で呼び込みをして、来院者を増やそう」

という意外なアイディアが出てきます。現場の職員は、私が想像する以上に、いろいろな意見をもっていました。私はさまざまな職員の本音を何度も聞き出し、また経営側との話し合いを通じて、少しずつ着地点を見出していきました。このとき、それぞれ思いをもつ同僚助産師と同じ目線に立てたのは、分娩数の推移の数値があったからでした。減少していることは事実でしたので、この数値をもとに話し合いができました。

このようなことを繰り返し、職場の雰囲気をまとめていくことで、最後には、苦渋の選択でしたが、夜勤配置の人数削減を成し遂げることができたのです(この件は後になって分娩件数が増加し始め、また増員になりました)。

そうこうしているうちに、助産師としてのキャリアに思い悩むことはなくなりました。とりあ

えず、今の病院でがんばって助産師を続けてみようという気持ちになったのです。私にとっては、今まで知らなかった労働組合という世界で人をまとめて成果を出すという経験が、悩み続けていた心に漂っていた暗雲を消し去ってくれたのだと思います。

だから悩んでいるスタッフには、

「普段いる場所とは別のところに行ってみれば」

と勧めます。特に今の新人看護師は、想像以上に大きな壁にぶつかって悩んでいることがあります。その理由は、私が若者時代を過ごした数十年前より、社会に流布する情報量がはるかに多いからです。さまざまな情報によって必要以上に自分を客観視してしまい、

「自分は劣等生だ、ダメなんだ」

と早合点してしまう傾向が見受けられます。そういう状況に陥ってしまったスタッフには、今までで彼ら、彼女らに無縁だった学会や、病院以外の活動に参加するようアドバイスします。体験に基づいていない頭だけの情報より、生の体験を通じて、思ってもみなかった興味や能力が引き出されるかもしれません。場所を変えるという行動ひとつで予想外の出来事が起こり、ポジティブさを取り戻すきっかけが得られるかもしれないからです。

職場で失敗を繰り返し萎縮しているスタッフに対しても、同じアドバイスが当てはまります。なぜ萎縮するのかといえば、

「仕事でまた失敗するのでは……」

と自信喪失状態になり、自分を信じられずにいるからです。そのスタッフの想定には、自分が失敗するイメージしかありません。そのスタッフにも病院以外のところでは予想外の出来事や出会いが待ち受けているかもしれません。新しい場所では、自分がどのような行動をとるのか、初めから予想できません。ですから、先を見越して怖がることもなくなるでしょう。

「夜、家にいることが苦しい」

と、気持ちが落ち込んでいる人から相談を受けることもあります。この場合も、私のアドバイスは同じです。

「夜に家で悩むのならば、過ごす場所を変えてみたら」

看護師としてベテランになったあなたにも、これまでたくさんの壁にぶつかってくじけそうになったことがあったと思います。今思い返すと、

「当時の重大な悩みなんて、大したものではなかったな」

と思うものですが、それは悩みを乗り越えてきたからこそいえるのです。目の前のスタッフは真剣に思い悩んでいるかもしれません。ですから、スタッフがそうした悩みを乗り越えるきっかけの一つの選択肢として「場所を変える」ことを覚えていてください。

「出会いで人間は生きていく」。出会いで人は自分を発見し、成長し、変わっていきます。悩んでいる人は、出会うべき人や物事に、まだ出会っていないのかもしれません。私はこの言葉を、多くの悩める看護師に捧げたいと思います。

よく働き、よく遊べと新人をけしかける

「師長、私、看護師を辞めたいんです」

ある日、ナースステーションでスタッフから打ち明けられます。私はそういうスタッフを、よく食事に連れていきました。食べながらスタッフの話を聞きます。

「私は仕事の覚えが遅くて、成長できずにいるから、周囲に迷惑をかけてばかりです」

「今の病棟の人員配置では、患者の満足のいく看護ができません。こういう配置をする病院の体制に疑問を感じます」

「患者からのセクハラがイヤで仕方がありません」

こうした悩みを吐露するスタッフをなだめ、励ました回数は数えたらキリがありません。

そのとき私は看護管理者として、彼ら、彼女らの疑問や批判にも、応えられる部分は真摯に応対しました。しかし、悩んでいる看護師スタッフに言った結論は、

「仕事は一生懸命やるといい。だけど、仕事を人生のすべてにしなくてもいいでしょう。仕事以外のところでは、よく遊んでほしい」

ということに尽きます。食事にも腹八分目という言葉がありますが、仕事もだいたい自分のエネルギーの八分目くらいで行なうと、余裕をもって長く続けられるのではないでしょうか。あとの二分目で、フッと息抜きできる時間をつくっておくのです。これは、怠けろといっているのではなく、メリハリをつけたらどうか、ということです。

この腹八分目説の根拠は、私自身の体験からきています。私も二〇代の頃は助産師として病院でバリバリ働きつつ、友人と一緒によく遊んでいました。その息抜きがあったからこそ、この

キャリアを長く続けることができたと実感しています。

1970年代後半、和歌山県から東京に出てきたばかりだった二〇代の私には、新宿や渋谷、銀座などの東京の繁華街は、とても新鮮に映りました。それまでは地元の和歌山市にある「ぶらくり丁」という繁華街か、大阪の梅田や心斎橋しか知らなかったのですから、東京のスケールの大きさと洗練された雰囲気に圧倒されたものです。休日は同じ和歌山県出身の看護師仲間と連れ立って、東京散策に繰り出しました。ほかにもテニスやスキーをして、余暇を満喫していました。

仕事の合い間で積極的に遊んでいたのには理由があります。それは、私が新人看護師なりに、病院の息苦しい雰囲気を感じて取っていて、その原因を自分が取り除くことなど到底できないと悟っていたからです。新人職員は、どこの職場に入っても思いどおりにはいかないものです。だったら、せめて気分転換は充実させようというわけです。

東京に出てきて入職した現・NTT東日本関東病院は、当時、電電公社の職域病院で、同院の職員は国家公務員に準ずる扱いでした。ですから、職員の身分は保障されていましたし、労働者として、とても恵まれた安定した環境でした。けれども、そうした大組織では、たとえ不満があっても口にすることははばかられました。また、不満や問題を解決すべく意見を述べたとしても、一介のスタッフの意見が相手にされるはずはありませんでした。何かを大きく変えようというのは、身のほど知らずだという雰囲気があると感じていました。

そこで私が出した結論は、

「自分なりにできることは一生懸命やろう。息苦しさを感じたとしても、遊ぶことで気分転換をしよう」

というものでした。

たとえば、病床数・スタッフ数の多い病院などには、今の時代の若手看護師でも、私が経験したような息苦しさを感じている人がいないとも限りません。しかし、看護管理者の立場から正直にいうと、スタッフの意見をすべて汲みとってあげられる環境は用意できないのです。ですから、「よく働き、よく遊べ」を推奨することは、一種のごまかしに聞こえるかもしれません。ですが、看護管理者であるあなたが、スタッフが望む病院改革の是非を検討して、実現不可能だと考えた場合、スタッフには成す術がありません。

「あなたの考えはもっともだけど、私が実行することはできないからあきらめなさい」

と、スタッフに対して現実を正直に告げるより、今後も看護師として仕事を続けてもらえるよう、前向きな言葉をかけてあげたほうがよいと思うのです。

若いスタッフにも病棟や病院の将来について積極的に考えてほしい、と願う看護管理者もいることでしょう。けれども、若いときは目の前の仕事を懸命にこなし、あとは遊んでいてもよいのでは、とも思うのですが、いかがでしょうか。

遊ぶ時間ももちながら、仕事にはピリッと気を引き締めて取り組む。このメリハリを利かせることができてこそ、プロ意識が養われていきます。そして遊びが、長く看護師として続けていく余裕をつくり出してくれます。

しかし、悩みの相談にのり、どう説得しても辞めてしまうスタッフはいます。そんな彼ら、彼女らに言うことは、

「辞めた後も、勤めていた病院に遊びに来られるようにして退職したら」

です。逃げるように退職するより、今まで築いたスタッフ自身のキャリアを大事にするためにも、退職後も遊びに来られる環境を整えて辞める「人間力」をつけてもらいたいのです。ちなみに、あんなにごちそうして説得しても、結果的に辞めてしまうという結論を出すスタッフに、

「私と悩みを語り合いながら食べた昨日の焼肉代はどうなるの」

とは思っていても口にしません。このセリフが喉から出かかったことも、一度や二度ではありませんが……。

スタッフのキャリア形成は多様でよし

病院や診療所にいる看護師のキャリアステップには、一定のルートがあります。大まかにいって、次のようなパターンです。

一　新人として覚えるべき仕事をこなせるようになる
二　夜勤ができるようになる
三　リーダー格に昇格していく

〈私はこうしたマネジメントコースだけではなく、クリニカルナースリーダー(仮称)の育成をシステム化するという夢をもっています〉

多くの看護管理者は、すべてのスタッフが同じようなキャリアステップに沿って、成長してくれることを望んでいます。

しかし、実際はそううまくいきません。あるスタッフが、

「まだ夜勤するほど、自分の看護に自信がありません」

と言い出します。そうなると、自分の思い描くスタッフ育成ができないから、

「手のかかるスタッフだ」

「なぜそんなことで悩むのか」

と思ってしまうのです。

しかし、一律のキャリアステップに乗らないスタッフがいることは、組織にとってマイナスでしょうか。人は同じ場所にいても、各人でさまざまな体験をし、それぞれ異なる考えをもっています。看護管理者の希望どおりにキャリアを形成したいと思わない人や、キャリア形成に人並み以上の時間を費やす人がいても当然です。

ここで看護管理者がすべきことは、スタッフの多様性をいやがらずに受け入れ、話し合いを繰り返して妥協点を探っていくこと、そのプロセスで信頼関係を確立することです。

個人の希望五〇、組織の希望五〇、私はこれを「五〇対五〇の法則」とよんで使っていました。

つまり、個人のキャリア形成や希望の話をよく聞いて、お互いによい落とし所を決め、Win-Winで働いていくことが大事だと思ったからです。

たとえば、病院で看護師のキャリアを築いていたスタッフが突然、

「青年海外協力隊に参加して、海外で看護師としてどこまでやれるか試してみたい。青年海外協力隊の任期が終わったら、病院に戻ってきてもいいですか」

「大学院に入り直して、看護以外の学問を学んでみたい。看護を別の学問から眺めてみてこそ、看護をより深く理解することができると思うのです」

などと言い出します。病棟や病院の看護師不足を考えると、看護管理者にとっては頭の痛い話です。しかしスタッフにとって、海外で看護師として働くことや大学院で学ぶことは、病院勤務では味わえない多彩な経験を積むことになるでしょう。長い目で見て、それが今後の日本の医療、いやもしかしたら世界の医療に活かされる可能性は十分にあるのです。

だから、たとえ彼ら、彼女らが海外から帰国し、もしくは大学院を卒業した後に病院に戻らない可能性があるとしても、スタッフのキャリアアップにつながる退職の際は、気持ちよく送り出してあげたいと思っています。こうした退職は医療界への、いや社会への長期投資として歓迎す

るのです。

　私自身も助産師から看護管理者になって、「看護とは何か。看護師とは何をする人か」という疑問の答えを見つけられずにいたとき、病院附属の看護専門学校にある図書館で、看護の教科書を読み漁りました。そのとき、私は助産師として二〇年のキャリアがありましたが、看護師をまとめる管理者として、助産師ではなく看護師の本質を学ぶ必要があったのです。

　また、看護管理者として病棟の看護の質をどのように向上させていくかを考えたとき、看護だけを学んでいるのでは知識が足りないと実感しました。そこで、青山学院大学経営学部に入学しました。患者のニーズをとらえる看護というものが、市場のニーズと経営資源をマッチさせるという経営学と似ていると感じたからです。看護師長をこなしながら大学に通い、マーケティングのほかにも、人間関係の構造など、看護学校では決して学べなかった知識に触れ、大いに刺激を受けました。こうした体験が、その後、副看護部長、看護部長というマネジャー職をこなすうえで、非常に役立ちました。

　私は人の多様性、つまり個性や持ち味を尊重する教育やキャリア育成を大事にしてきました。私自身が自分のペースで教育を受け、キャリアアップしてきましたし、スタッフにも、それぞれにふさわしい方法で、のびのびと成長してもらいたいからです。

多様性を活かしている組織は、ちょっとした困難に突き当たっても、さまざまな解決方法を見つけることができます。画一的な組織より柔軟性と耐久性に優れているのです。看護師のチームも同じです。いろんなスタッフがいてこそ、チームは豊かで強くなります。私はそう信じています。

常に最終目標を見失わない

看護職の究極の目標は患者の回復、そして医療という公共の福祉への貢献に尽きます。看護とは患者のため、そして国民のために行なわれるものです。

「自分のいる病院は、看護部は、病棟は、チームは、社会のために、何ができるのか」

という問いかけを常にし続ける必要があります。

たとえば、先述の特定看護師(仮称)のように、他職種間だけでなく、同職種間でも、さまざまな考えをもち、時には意見が分かれることもあります。そんなときは初心に戻ることが大切です。私たち看護職は何をする人なのか。私たちの目標は何か。そのために、今何を行なうべきか。最終目標を見失わなければ、多少遠回りをしても、道を踏みはずすことはありません。

どのような看護をしたいかと看護師間で話し合っているとき、患者はどう考えているか、患者はどうしてほしいのかという看護師の仕事の原点に戻ることです。

スタッフに裁量権をもたせるようにする

当たり前ですが、スタッフは生まれつき一人前なわけではありません。看護管理者が育てなければ独り立ちはできません。

スタッフを一人前に育てる効果的な方法は、裁量権をもたせることです。これは「特定のスタッフに仕事を集中させず、チーム全体で成果を出す」の項でも少し触れましたが、チーム内のスタッフに広く仕事を分配し、自分の担当する仕事には、それぞれが責任を負うようにするのです。責任をもつということは、スタッフでも与えられた仕事には裁量権をもって働くことを意味します。

加えて、裁量権をもつことにやりがいを覚えてもらうには、スタッフの仕事の成果を評価することが必要です。ただ責任を与えるだけでなく、彼ら、彼女らの働きと結果がよいものであれば、ほめたたえます。スタッフの目標管理で、責任を与えた仕事の成果を評価することも一案です。仕事が評価されたスタッフは、今抱えている仕事より責任の大きなことにチャレンジしたくなります。この好循環でスタッフを育成していくのです。この評価は、数値などの誰にでも成果がわかるものがよいと思います。自分たちの活動と成果を結びつけることによって、何をすればどういう結果になるのかを、スタッフが理解しやすくなります。

いずれは看護管理者などのマネジャーにしたいのならば、小さな責任のある仕事から順を追って任せていけば、将来的に大きな責任を背負うまでに「責任を負う」ことの耐性が身につきます。

看護管理者自身も、自分を成長させる努力を惜しんではいけないと思います。これは私の希望ですが、看護師は今より裁量権をもって、のびのびと大きな仕事にチャレンジしてもらいたいと考えています。そのためには、日々の業務から少しずつ、裁量権をもつことに慣れていってもらいたいのです。

真摯でいる

ドラッカーは、

「マネジャーは真摯であれ」

とたびたび主張しています。スタッフは上司であるマネジャーの資質のよさを要求するからです。真摯さとは、愛想をよくすることや、人付き合いを活発にすることではありません。多くの人を育て、自分は一流の仕事をこなし、スタッフにもそれを要求します。仕事のうえで、何が正しいかを考えて行動しますが、誰が正しいか正しくないかといった個人を特定して批判することは考えません。


こうした態度は、人に対してというより、仕事に対して平等で正当で真摯なのです。ですから、こうしたマネジャーは、スタッフから好かれるかどうかはわかりませんが、尊敬されます。

最も真摯さが要求されるのは、人事に関わる決定ではないでしょうか。人の好き嫌いではなく、仕事のうえで有能で正しいかを評価して、昇進や昇格を決めることは、今日の日本の組織では、なかなか実行されていません。しかし看護管理者には、率先して真摯であることを追求してもらいたいのです。

真摯さは知能や技術よりも尊い性質です。看護管理者は真摯であることを追求すると同時に、共に働くスタッフにも真摯さを育んでいくことが必要です。

つまり、成績が優秀であることを重視して、実践能力が伴わないスタッフを主任に昇格させてはなりません。人の長所ではなく短所ばかりに目を向ける人を昇格させてもいけないのです。何が正しいのかを問わず、誰が正しいか、正しくないかを問うスタッフに対しても、同様に昇格を許すべきではないでしょう。なぜなら、こうしたスタッフは、まだ真摯さとは何かを知らないからです。真摯とは誠実と言い換えることができるかもしれません。

組織は真摯さがなければ、いずれ存続が難しくなります。医療機関でいえば、看護管理者をはじめとする管理者の真摯さがあってこそ、組織が正常に機能するのです。

また、患者のことであればどんな課題からも逃げることなく、真正面から向き合って真剣に考える。その姿勢を自分がとることで、部署の雰囲気が変わるのです。その姿をスタッフに伝えることが病棟の文化になります。私は看護部長のとき、スタッフの仕事の仕方をよく見ていました。その結果、うまくできなくても、患者のために必死になっているスタッフは伸びるということがよくわかりました。それからは看護師に一番大事なことは真摯な態度であると思っています。この真摯さを患者はよくわかっていました。「一生懸命やってくれる看護師は足音でわかる」と、ある患者が話してくれました。

第3章 タイムマネジメントとリスクマネジメント

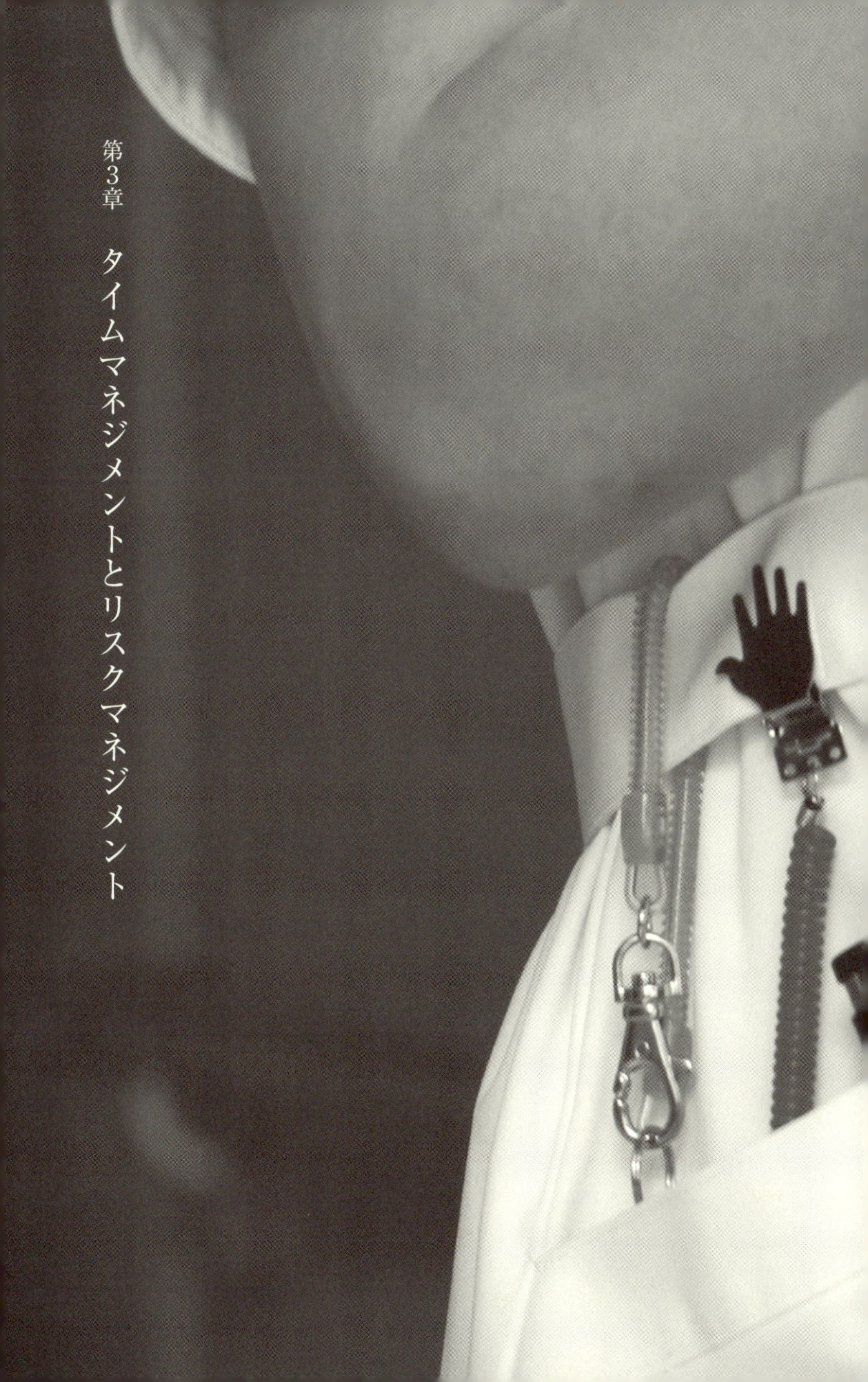

なぜタイムマネジメントか――目的と締切日を共有する

看護管理者のタイムマネジメントとは、仕事を行なうタイムテーブルをつくり、予定どおりにスタッフを動かして、仕事を期限どおりに終わらせることです。なぜタイムマネジメントをするのかというと、人間は状況を見て仕事を終わらせる時間を決めるより、具体的な期限のもとで取り組んだほうが、効率よく行動できるからです。

たとえば、新しく胃がんのクリティカルパスを取り入れるのであれば、

「病院の経営向上のため、そして一人でも多くの患者を治療するため、今より多くの胃がん患者を受け入れることになりました。そのために患者を二週間で退院させるクリティカルパスを、二か月後には完成させて導入します」

と、明確な目的と締切日を設けたほうがよいでしょう。

なぜ、目的を明らかにするのでしょうか。それは、目的を示さないと、スタッフに、

「なぜこのような面倒なことをするのだろう」

という疑問を抱かせます。スタッフがマネジメントの真意を理解しないうちは、マネジメントは束縛になってしまうのです。「目標（ゴール）を明確にすると、知らないうちに人はその方向に向かう」と、クリティカルパスを作成している医師が話していたのを思い出します。

タイムマネジメントでは、仕事の最終目標と、なぜ、この時期までに仕事を終わらせる必要があるのかという意識を、スタッフ間で共有する必要があります。

私が看護管理者としてタイムマネジメントを行なう際は、

「その仕事をなぜ行なうか」

「いつまでに成し遂げるべきか」

を言葉で伝えるだけでなく、スタッフの前で図や絵を描いて伝えるようにしていました。口で伝えるだけより、図や絵を添えたほうが相手の記憶に残りやすいからです。

「タイムマネジメントをしていますよ」

と表明して、スタッフに時間感覚を意識させることに注力していました。

タイムマネジメントは長期&短期目標を組む

設定した締切日が半年後など、感覚的にかなり先の場合は、スタッフの行動が中だるみすることがあります。そこで、半年後の目標は長期目標として、その間にいくつかの短期目標を設定し、それをこなしていくことで、最終的に長期目標にたどりつくようにするのです。

もちろん、看護管理者は最終目標からさかのぼって短期目標を立てていきます。しかしスタッフに目標を示す際は、スタッフの特性や能力、病棟の状況によって、一つ目の短期目標だけを示して、目標達成に向けて業務に取り組んでもらうこともよくあります。

なぜなら、短期目標だけを示したほうが、仕事があまりつらそうに見えません。こうしたほうが、スタッフの士気を容易に高めることができるのです。一つ目の短期目標を達成したら、二つ目の短期目標を提示します。短期目標を段階的にこなしてもらうことで、スタッフ一丸となって最終目標を達成できるよう取りまとめていくと、タイムマネジメントの効果が出しやすくなります。

最初に締切日を徹底させる

タイムマネジメントは初めが肝心です。スタッフに仕事を任せる場合は、

「○日までにやってもらう」

と締切日を徹底します。この部分はゲームと同じです。ゴールに向けスタートを切り、できたかできなかったか、達成感も悔しさもゲームの勝者・敗者と同じような感覚です。

最初から締め切り破りという例外をつくらないようにするのです。締め切りに遅れたスタッフには、少し負担が大きくなっても、次の仕事と重複させるなど、

「締め切りを破って損をした」

という気持ちを味わってもらいます。

たとえば、会議などに遅刻するスタッフがいます。しかし、遅刻者がやってくるのを待たずに会議を始め、予定していた時間きっかりに終わらせます。そうすれば、遅刻したスタッフは会議

の内容が完全にわからず、損をした気持ちになるでしょう。

ここまで締め切りを守ってもらうことにこだわるのは、締め切りを守るというルーチンワークをスタッフに覚えさせるためなのです。人間は日常的にいつも行なうルーチンワークに支えられて生活しています。看護業務においても、看護のルーチンワークとして、

「この時間には、これをやる」

という感覚を養ってもらいたいのです。タイムマネジメントとはルーチンワークをつくり出す作業といえます。医療現場では、ルーチンワーク以外のことも起こります。それに対応するには、ルーチンワークをきちんとできるということが必要最低条件なのです。そうして、ルーチンからのズレ(うまくいかないこと)が起こり、その問題を解決しようとすることが成長につながり、新しい方法を生み出すのだと思います。これは古典芸能などの修得方法として知られる「守・破・離」*という言葉にも通じることのように思います。


*「守」は、師について流儀を習い、その型を守りつつしっかり技を身につけ、「破」ではその型を破るべくさらに修行を積んで技を発展させ、「離」はそれらの段階を通過し、元の型から離れ新たな何ものにもとらわれない独自の境地に達すること。

リスク管理は先手必勝――後手は禁止

以前私が編集した『5日間で学ぶ医療安全超入門』(日本医療マネジメント学会監修、学研メディカル秀潤社刊)でも述べましたが、リスク管理の基本は俯瞰する目をもって全体を見きわめていくことです。それは病院内に潜んでいる、患者にとって危ないことを見つける力で、私の造語ですが、「リスク察知の感性」とよべるものかもしれません。

では、リスク察知の感性を身につけるにはどうしたらよいのでしょうか。原点は患者に対する誠実さを意識することに尽きます。患者に誠実であることとは、仕事中に患者のリスクをいかに回避するかに、常に気を配っている状態を維持することです。ただ、与えられた仕事をこなそうとする状態から一段階レベルアップして、集中力や感性を研ぎ澄ませている状態ともいえます。

たとえば、病棟の床に水がこぼれていても放っておくスタッフがいる一方で、「これは危ない。患者が足をすべらせて転んでしまうかもしれない」

と考えて、すぐに水を拭き取るスタッフもいます。前者は床に水がこぼれていることで生じる患者のリスクに気づかずにいるか、気づいていてもたぶん問題ないだろうと水を拭き取らずにいます。後者はいち早く患者のリスクを察知して、リスクをなくす行動に出ているのです。

もし、水を拭き取らずに長時間放置しておくと、患者が転ぶだけでなく、医療器具が倒れてしまう、それにつまずく患者や医療者が出てくるなど、リスクはどんどん高まります。対処が後手にまわると、リスク増加に伴って、すべきことも増えていきます。

だからリスク管理はいつでも先手必勝、後手は禁止が原則です。

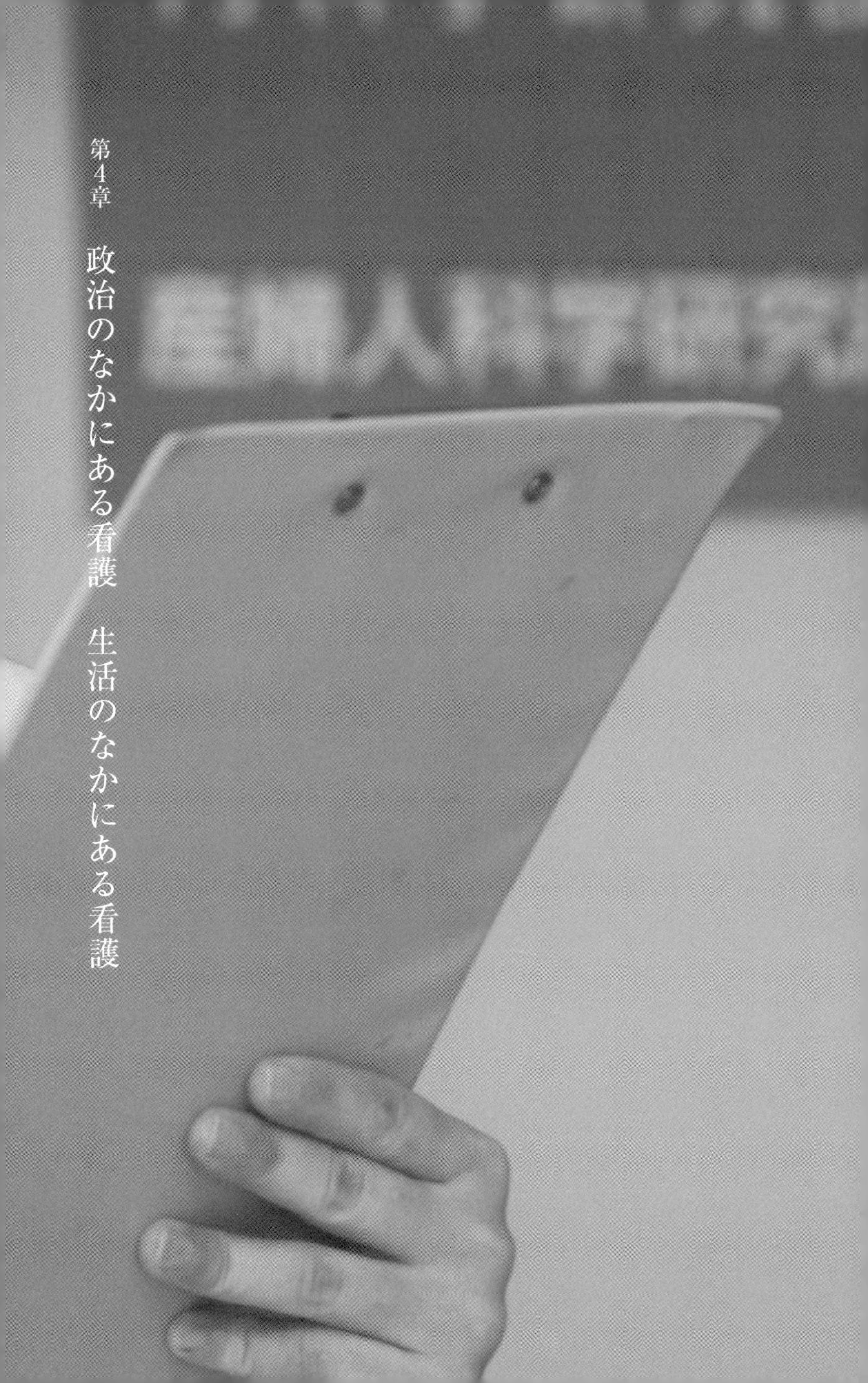

第4章 政治のなかにある看護 生活のなかにある看護

政治の動きに目を向け、社会の将来像から看護のあり方を探る

今、医療関係団体や厚生労働省をはじめ、医療界で看護師をめぐる政策が活発に議論されています。2010(平成22)年4月から努力義務化された新人看護職員の臨床研修、特定看護師(仮称)の創設に代表される看護師の業務範囲の見直しなどです。

なぜ、看護師が注目されているのでしょうか。それは日本の人口動態に伴う社会のニーズの変化が大きく影響しています。

2003(平成15)年から年間一〇〇万人が亡くなる多死時代に突入した日本(厚生労働省「人口動態統計」より)で、2030(平成42)年には全人口の二割が七五歳以上という超高齢社会になるわけです(国立社会保障・人口問題研究所「日本の将来推計人口」より)。今後ますます深刻化する超少子高齢社会では、医療職者を含めた現役世代が極端に少なくなり、逆に医療を必要とする高齢者や患者は膨大な数になるでしょう。つまり少ない医療職者で、多くの患者を支えていかざるを得ないので

す。

そこで、どのような医療を提供し、人々の生活を支えていくかという問題が出てきます。医療者のなかで最も人数が多いのは看護師です。2010(平成22)年3月に出た、厚生労働省の「チーム医療推進に関する検討会報告書」では、看護師は〝チーム医療のキーパーソン〟として明文化されています。これからの医療界にとって、看護師はとても重要視されているのです。

こうした状況下で、看護管理者はどのようなマネジメントをすべきでしょうか。それは、スタッフの特性、社会のニーズ、将来的な医療行政の展望の三つを総合的に鑑みて、多種多様なキャリアパスの可能性をスタッフに示すことです。

医療には政府が定める診療報酬という価格があって、その分配されたなかで医療費や看護師の配置基準、労働時間制限などが定められています。この制約のなかで、看護管理者がどれだけの裁量権をもってスタッフ管理ができるかは、じつに難しい問題でした。

政府が政策を定める、あるいは厚生労働省が省令や通知を出せば、病院はそれに合わせて動きます。逆にいえば、政府や厚生労働省が動かなければ、看護管理者が何を提案しても病院は簡単には動きません。多くの看護師はそういう状況下に置かれていることを重々承知していて、看護管理者は国の方針に逆らうことなく、自分ができる範囲において看護管理をすることが求められてきました。だから看護管理とは、病院で目の前にいる患者を対象とした看護のマネジメントや、スタッフ管理に限られていたのです。

しかし、これからの二〇年で、あなた自身が経験したことのない激動の時代がやってきます。本書の第2章「スタッフに裁量権をもたせるようにする」の項でも述べましたが、今後は看護管理者や看護師がもっと裁量権をもって活躍する場が増えてくると思っています。これはひとつの例ですが、今後は医療機関や福祉施設のトップを目指す看護師がますます出てくるでしょう(今はまだ制約があり、病院ならば副院長までです)。

それに伴い、今まで医療といえば医師のみを頼りにしていた国民の意識も変わってくるのではないでしょうか。看護師は少子高齢社会を支える存在として、医療界の外からも注目され、期待されるようになるかもしれません。

社会の価値観が多様化し、さまざまな国の医療情報がインターネットで即時に入手できる昨今、医療界でもさまざまな価値観が生まれつつあります。それと同時にスタッフのキャリアはさらに細分化し、多様化するでしょう。看護師が目指すキャリアは病院の看護管理者だけでなく、一定の看護業務に特化した看護のスペシャリスト、病院看護から在宅看護へのキャリアシフトなど、多彩な姿が当たり前になります。年齢に関係なく新しいキャリアを目指す看護師も増えてくるのではないでしょうか。個人的には、看護師は六七歳くらいまで働くことのできる環境があればと期待しています。

また、常勤だけでなく短時間正職員制度の普及によって、看護師の働き方はより自由になります。病院と在宅の両方で働く看護師が出てきても不思議はありません。

こうした社会と看護師のあり方の多様化に対応するには、医療政治の動きをつぶさに見て見識を広げることが有効です。国民皆保険制度があり、医療価格である診療報酬を国が定める日本では、医療界において政治権力から完全に独立したマネジメントは不可能かもしれません。しかし、多様化する社会のなかで、看護師のマネジメント方法論や選択肢は広がり、看護管理者の裁量は間違いなく増えていきます。

つまり、看護管理者一人ひとりが社会の動きに敏感になって、

「日本社会の将来像の予測から、看護師のあり方がこのように変わるし、そうならなければならない」

と、考えるようになれば、こうすることが患者さんにとってよいという前向きな知恵が出てくると思います。こうした柔軟な看護管理ができるようになれば、あなたを含めた多くの看護師が活躍するフィールドはどんどん広がります。日本の将来を支える医療体制を構築するスタッフを育てるのは、看護管理者の柔軟性にかかっているといっても過言ではありません。私は看護管理者として活躍するみなさんに、大いに期待しています。

地域医療のリーダーとして——訪問看護の標準化と普及を

先ほども述べたとおり、私の心に常にひっかかっているのは、団塊世代が七五歳を迎え、日本の高齢者人口がピークを迎える２０２５（平成37）年問題です。２０２５年に向けて、どのように看護師の力を発揮して医療・福祉を充実させていくべきか、いつも考えをめぐらせています。

その一つが、２０１２（平成24）年の診療報酬・介護報酬改定でも焦点となっている医療と介護の融合、そして在宅医療への注力です。今後の大きな流れとして、看護する場所は病院のベッドから地域社会の住民の住む家にあるベッドへと移行していくでしょう。もちろん、医療機関のベッドは最小限必要です。しかし、医療の場が人々の生活基盤である在宅に移っていくのは、多くの高齢患者が期待していることです。政府も医療費削減などの意図があるのでしょうが、在宅医療の推進をはかっています。

そこで看護の役割やあり方を俯瞰してみると、病院の看護体制は、ほぼ標準化した一定のマニュアル、「型」が完成しつつあると感じています。一方で在宅看護は、いまだ未整備の状態です。もちろん、全国各地で訪問看護師がたくさん活躍していることは知っています。彼女たちが自分の理想とする看護のあり方を実現しつつ、地域の実情に合わせて訪問看護の形を築き上げてきました。しかし、日本全国どこでも訪問看護サービスが受けられるわけではありません。地域偏在が著しいのです。

じつは訪問看護を提供する訪問看護ステーションは、介護保険制度がスタートした2000(平成12)年から微増している程度で、大規模に増えていないのです。2000年の訪問看護ステーション数が四七三〇か所だったのに比べ、2008(平成20)年には五四三四か所。2000年に政府が掲げたゴールドプラン21にある「2005年までに訪問看護ステーションを九九〇〇か所にする」という目標には遠く及んでいません。

また、現在の訪問看護師数は約三万人で、看護師全体の二％に過ぎません。在宅での療養を希望する患者が増える社会において、この訪問看護師数は圧倒的に不足しているといえます。

訪問看護ステーションと訪問看護師が増えない原因は、小規模経営で赤字のステーションが多いことにあるのではないでしょうか。一部の訪問看護のパイオニアの方々が築いた訪問看護モデルは、訪問看護師個人の裁量によるところが大きく、いわば家内工業的な経営状態になっているように見えます。また、看護と介護の両方にまたがる在宅の現場で、訪問看護の支援方法自体が模索段階です。つまり経営上も、看護そのものも標準化されたモデルが存在しないのです。

訪問看護ステーションを創設した看護師には、大規模な組織では追求できなかった理想の看護を実現している人もいます。ですから、

「看護の質を落とさないためには、家内工業体制でいい」

と、彼女たちが考えるのもわかります。また、

「患者は十人十色で、在宅看護の現場は通り一遍のマニュアルに記すことはできない」

という思いも、ある程度は理解できます。

しかしそれでは、現在、訪問看護師がいる地域の患者だけしか、在宅看護を受けることができません。訪問看護サービスの地域偏在を解消し、広く多くの患者に訪問看護師のケアを届けるためには、訪問看護の標準化をはかる必要があるでしょう。加えて、訪問看護のニーズが生じている市場を見ながら、一定の経営マニュアルをつくることも求められています。

2025年問題は、医療職者の私たちにとって、大きなハードルであることは間違いありません。しかし同時に私は、このハードルを全国の看護師や医療スタッフが協力し合ってどのように乗り越えていくのか、看護師の可能性を試す絶好の機会としてとらえています。

訪問看護においては、近い将来、超少子高齢社会に耐えうる新しい看護のモデルが誕生するでしょう。その瞬間を、ワクワクして迎えたいと思っています。そして、その瞬間を迎えるための努力は惜しまないつもりです。

小規模多機能型居宅介護で「看護のいえ」をつくりたい

ここ数年、首相交代が一年ごとに起こり、なんだか落ち着かない日本の政権運営が続いています。しかしそのような状況下でも、歴代の政権は日本の医療のあり方について、一定の方向性を示してきました。

近年は、ＤＰＣ（急性期入院医療の診断群分類に基づく一日当たりの包括評価制度）導入や病院の平均在院日数短縮化などが、病院の医療のあり方を大きく変えてきています。これらの政策は、単に政権が代わっていきなりもち上がった話ではありません。それは日本が超高齢多死社会に向かっている事実があることから、長い間、厚生労働省を中心として検討されてきた議論をもとにできあがっています。ですから、短期間で厚生労働大臣が代わっても、大臣の発言は共通の議論をもとになされているということを、頭の片隅に入れておくとよいでしょう。

さて前項では、日本の医療は国民の生活の場、つまり在宅に入り込んでいくため、訪問看護が重視される時代になると述べてきました。医療が在宅に入るということは、つまり病気になって医療処置を必要とする人や、要介護度が高くて、常日頃から介護ケアを必要とする高齢者でも、住む場所を選ぶ選択肢が増えてくることを意味します。

今までは自立して生活できない高齢者や患者に対して、病院での長期入院や介護施設への入所など、在宅から施設に入ってもらうことが暗黙の了解としてありました。また、患者が地方にいて子どもが都会に住んでいる場合は、患者を都会に呼び寄せることもありました。いずれにせよ、患者の住み処を移す発想が中心だったのです。

しかしこれからは、自宅にいたいと思う患者の気持ちを第一に考える医療体制が構築されていくと思います。厚生労働省は高齢社会に向けた医療費の増大を抑える意味でも、在宅医療の推進をはかる方針であることは先ほども述べたとおりです。

では具体的に、患者の環境はどのように変化していくのでしょうか。まず、病院と地域医療の担い手を明確に分けて、それぞれで力を発揮する、医療機関の機能分化がさらに進むでしょう。これまでも課題とされてきましたが、プライマリケアは地域の診療所が提供し、手術などの医療技術や高度な設備を必要とする患者には病院が対処する体制を築いていく必要があるでしょう。

看護師の役割にフォーカスしてみると、保健師が地域の住民ニーズを掘り起こし、訪問看護師が在宅にいる患者に対して直接サービスを提供します。そして、複雑な医療的処置が必要になったら病院の看護師が看る……という流れをつくっていくのです。

こうした体制を整えるには多くの課題が残されています。在宅医療はまだまだ不十分な地域もありますので、その点の補充は行なわねばならないでしょう。また、地域医療の中核を担っている病院については、患者の緊急時にはすぐ受け入れられるよう、いつでもベッドを空けておき、できるだけ患者が自宅で暮らしていけるような医療を提供することが役割となります。病院も、この役割を果たせる状況を整えなければなりません。これには、たとえば、患者の急変にはドクターヘリを積極的に活用して、医療機関に移送する体制を整えていくことなどが考えられるでしょう。

自立生活が難しい高齢者や患者にとって、病院は長期入院を促されるところではなく、いざというときにすぐ訪ねることができる場所であればよい、と思うのです。そして個人のライフスタイルをできるだけ維持しながら病院や医療・介護サービスと関わっていけるようにすることが理想です。そこでは、先ほど例に挙げた都会に住む子どもをもつ患者については、子どものいる都会に移住しなくても医療や介護を受けることができる体制にすることも含まれます。

ここまで述べたことは、将来の予想図であり、今のところは理想像です。この理想を実現するうえで問題となっているのが、いわゆる施設と在宅の隙間を埋めるサービスがないことです。在宅で長く暮らしていいたい高齢者がいるとします。病院に頼むほど深刻ではないにせよ、ある程度の医療処置を必要としているのですが、在宅での医療サービスを提供してくれるところが見つかりません。こうした状況下で、もし在宅における医療サービスがあれば自宅で暮らせるはずの高齢者が、結局は病院への入院を選んでいます。

私の携帯電話には、昔、病院で看た患者から電話がかかってきます。

「今、自宅で暮らしながら闘病治療を続けているが、これからも住みなれた家で生活を続けていけるだろうか」

といった相談が多く寄せられます。患者は看護職である私のアドバイスを熱心に聞いて、役立ててくれているようです。

私の電話に来る相談はまさに、「施設と在宅の隙間」で相談役になる人がいない証拠です。看護師にはこうした相談に応じる能力がありますから、私としてもできるだけ相談に応じたいという気持ちはあるのですが、私一人が受けられる電話の数には限度があります。こうした相談業務をはじめ、病院など施設と在宅の間に立って地域の生活を支える看護師という存在を制度化できないものでしょうか。

結論からいうと、「できます」。このニーズに応える看護の体制は、小規模多機能型居宅介護施設です。この施設の特性を活かせば、看護師の視点を活かし、施設と在宅をつなぐ「看護のいえ」をつくることができるのです。

２００６(平成18)年の介護保険制度改正で創設された小規模多機能型居宅介護とは、在宅からの通い、訪問、宿泊の三機能が一体となって、二四時間でサービスを提供しています。看護師が小規模多機能居宅介護を行なうとすれば、訪問看護ステーションとショートステイの施設を併設して、高齢者や要介護者が、「たまに滞在、たまにショートステイ、週数回は看護師訪問」という形態のサービスを受けることができます。つまり、高齢者や要介護者は在宅での生活を維持しながら病院に入院せず、また介護施設に入所せずに必要な医療や介護を受けることができるでしょう。この取り組みによって、病院と在宅の隙間を埋める役割を受け持つ看護が広がるのではないでしょうか。診療所や薬局などとチームで対応していくことがベースになると思います。

地域や在宅で活躍する看護師を増やすことでより一層、在宅にいて看護を必要とする人に看護ケアを届ける仕組みをつくっていければよいと思っています。そのためには、教育の現場で、将来看護師になる学生が在宅や訪問看護に触れる機会を増やしていく必要があるでしょう。

看護師が率先して、地域密着型の医療・介護サービスを提供していける社会に住んでいたい。私は切実に、そう願ってやみません。

リーダーとは「新しい価値を見出せる人」

新しいことを始めるという意思決定は非常に骨が折れます。必ずといっていいほど周囲の誰かが反対するものです。しかし、後手後手の取り組みでは問題解決を先送りすることになり、解決への道のりは、さらに険しくなるでしょう。

そこで看護管理者のあなたに最後に贈りたい言葉があります。

「真の管理者とは、新しい価値を見出す改革者であるべし」

既存の価値観では解けない問題にぶつかったとき、どのように解決していくか。そこで管理者の真価が問われるのです。

「どうせ何を提言しても組織は変わらないから、今のままで何もせず我慢していればいい」

看護管理者ならば、こうは考えてほしくないのです。一度に状況をすべて変革するのは難しいですが、九〇対一〇の法則をもとに、

「現状の一〇％でもいいから、新しい価値（今まで取り組んだことがない方法で、効果があること）を取り入れることで、問題を解決できないだろうか」

と、逃げることなく模索してほしいと思います。これをイノベーションとよぶこともあります。どのように一〇％の新しい価値をつくり出すかは、看護管理を自分より以前に築いてきた先人の知恵を借りてもよいでしょうし、医療以外の分野からヒントを見つけてきてもよいと思います。これまで続いてきた看護の道に、今の社会に合う新しい価値観を加えて、あなたのオリジナルで看護の新しい道を築いていってください。

私は病院の助産師からキャリアをスタートして、看護管理者、看護大学の教授を経て、２０１１（平成23）年６月に公益社団法人日本看護協会の会長になりました。本書では看護管理者の経験

者として、マネジメントを中心に私なりの意見を述べてきましたが、その根底を流れている考えは、看護管理者は積極的に新しいことに取り組むチャレンジ精神をもつことが求められるということです。

これからは看護職能団体の代表として、まずは私自身が時代に合う新しい看護の価値を見出すべく、積極的に政策提言をしていこうと思っています。行政、各種医療団体など、必要であれば相手を問わず働きかけていきたいと思います。特に厚生労働省とは、これからの社会や医療界にとって有益な政策提言の実現に向けて協働していく考えです。医療界を含めた社会の将来像の先を読み、気負うことなく、歩みを進めていきます。

おわりに

看護師長はリーダーです。そのリーダーの条件というものはあるのだろうか。ためらいながら本書を書きました。しかし、リーダー如何によって、組織で成果を出しているところと、そうでないところがあるのは事実です。その違いは何でしょうか。

カエサルはローマでは最高のリーダーだったと思うと、塩野七生氏が述べています（『日本人リーダー篇』文藝春秋刊）。その理由は二つ。一つ目はすべての部下の能力を活用できると思っていたこと、二つ目は部下が喜んで苦労するように仕向けることができたことだそうです。

私は長い間、臨床の現場で活動してきました。そして、看護管理者となり、ほぼ二〇年過ごしてきました。成功だったかどうかは周りが評価することですが、楽しかったかといわれれば「YES」です。本書を何回も読み直しながら、多くのことを皆さんに伝えたいと思いつつ、多くのことは必要ないという思いも一方でありました。そこで、複雑に考えないでシンプルに伝えていくことにしました。

最後にもう一度、はじめて看護管理者になる方、あるいは現在進行形の方々に先輩として素直な気持ちでいくつかお伝えしたいと思います。

一つ目は、人生は一回しかないということです。そのなかで皆さんはリーダーとして選ばれたのです。今与えられた仕事を受け入れ、自分なりに真剣にぶつかってみてください。やるしかないのです。そうすれば何かが見えてきます。

二つ目は真剣であれということです。多くのことを真剣にやるのは無理があるかもしれませんが、生きてきたからには何かひとつ真剣にやってみてください。これも何かが見えてきます。

三つ目はいつも自分の心と対話してください。そうする習慣がつけば、自分の言葉で話せるようになるはずです。自分の言葉で話し、考えるようになれば、肩肘を張る必要はなくなります。

自分は何でもよく知っている人になる必要はありません。誰かがきっと補完してくれます。傲慢になることなく、これからの看護のリーダーを自信をもって担っていってくれることを願っています。グッドラック！

２０１１年　盛夏　　坂本すが

わたしがもういちど看護師長をするなら

発　行　2011年8月25日　第1版第1刷©
2023年8月 1 日　第1版第8刷

著　者　坂本《さかもと》すが

発行者　株式会社　医学書院
代表取締役　金原　俊
〒113-8719　東京都文京区本郷1-28-23
電話　03-3817-5600(社内案内)

印刷・製本　山口北州印刷

ISBN978-4-260-01478-6